代中醫論叢・臨床診斷類

胃、十二指腸潰瘍

中醫論治

余明哲 編著

東大圖書公司

國家圖書館出版品預行編目資料

胃、十二指腸潰瘍中醫論治／余明哲編著.——初版
一刷.——臺北市；東大，2003
面；　公分——(現代中醫論叢. 臨床診斷類)

ISBN 957-19-2737-6　(平裝)

1. 方劑學(中醫) 2. 胃－疾病 3. 十二指腸－疾病

414.65　　92010046

網路書店位址　http://www.sanmin.com.tw

編著者　余明哲
發行人　劉仲文
著作財產權人　東大圖書股份有限公司
臺北市復興北路386號
發行所　東大圖書股份有限公司
地址／臺北市復興北路386號
電話／(02)25006600
郵撥／0107175-0
印刷所　東大圖書股份有限公司
門市部　復北店／臺北市復興北路386號
重南店／臺北市重慶南路一段61號
初版一刷　2003年7月
編　號　E 41028-0
基本定價　貳元陸角
行政院新聞局登記證局版臺業字第〇一九七號

ISBN　957-19-2737-6　(平裝)

編寫說明

消化性潰瘍是臨床常見病、多發病，可發生於任何年齡，以青壯年為多，嚴重影響了患者的生存質量。本病常反覆發作，可為數月或數年，少數長達十餘年，病程在3～15年者大約占80.6%，總發病率大概占人口的10～12%，如防治不當，可引起嚴重的併發症（如大出血、胃穿孔等），因此，其治療已引起醫療者的高度重視。

中醫對於消化性潰瘍的治療有良好的療效，尤其近20年來，經過廣大中醫、西醫、中西醫結合人員堅持不懈的努力，在消化性潰瘍的理論研究和臨床實踐等方面，取得了豐富、成功的臨床經驗，總結出不少比較系統的行之有效的方法，研製出一些數量可觀、療效滿意的中醫方藥，並且在病因病機的研究、辨證分型治療問題、病理和藥理的實驗研究等方面，都取得了可喜的進展和成績。為了進一步推動中醫藥在消化性潰瘍治療上的運用，造福於廣大患者，我們查閱大量文獻，收集了近20年來當代醫家診治消化性潰瘍之名方、驗方、有效良方以及臨床效果顯著的中醫外治療法，並提供了這些方藥和療法的系統資料，本著「廣泛收集，精心篩選；名方之中，擇其高效；效方之中，取其優良」的原則編成本書，希望對廣大醫務工作者臨證有所裨益。

編　者　於

北京中醫藥大學
元培科學技術學院

胃、十二指腸潰瘍

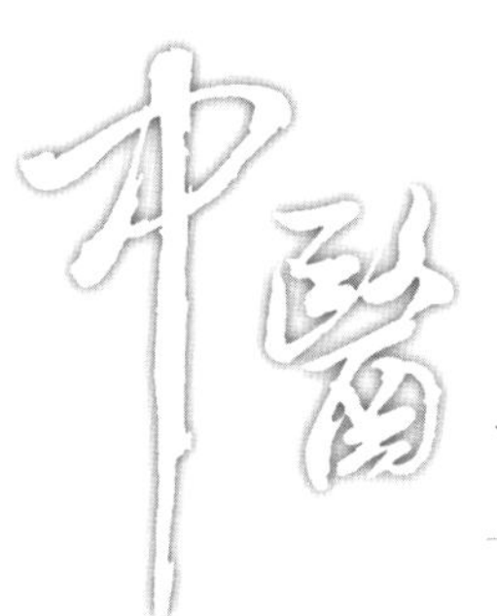

論治

目　次

第二章　中醫外治療法

第一章　中藥內服療法

消化性潰瘍主要是指發生在胃和十二指腸的慢性潰瘍，是一種多發病、常見病。潰瘍的形成有多種因素，其中酸性胃液對黏膜的消化作用是潰瘍形成的基本因素，絕大多數的潰瘍發生於十二指腸和胃，故又稱胃、十二指腸潰瘍。

西醫學認為該病的病因病理較為複雜，概括來說潰瘍病的形成是對胃、十二指腸的保護因素和損害關係的失調所致。胃潰瘍的發病以保護因素減弱為主，而十二指腸潰瘍的發病則以損害因素的作用為主。近十多年來，大量實驗與臨床研究表明，幽門螺桿菌感染是引起消化性潰瘍的重要病因。損害因素主要有胃酸—胃蛋白酶的影響、神經系統和內分泌功能紊亂、胃泌素和胃竇部瀦留、飲食不節和失調、藥物的不良反應五種；削弱黏膜的保護因素有胃黏膜屏障的破壞、黏膜的血液循環和胃細胞更新障礙、前列腺素的缺乏、胃和十二指腸炎症的影響等。胃潰瘍的病灶多在胃竇小彎，有時見於大彎，亦可在幽門管。十二指腸潰瘍多位於球部，偶位於球以下部分，稱球後潰瘍。臨床可分為靜止期、活動期、向癒期和疤痕期。

中醫學認為消化性潰瘍屬於「胃脘痛」、「腹痛」等病證的範疇。其發病病因、病機與情志失調、飲食不節、勞倦內傷、脾胃虛弱等關係最為密切。㈠憂鬱惱怒，情懷不暢，肝失疏泄，橫逆犯胃，乃致胃失和降，遂發本病；㈡飲食不節，損傷脾胃，或稟賦不足，脾胃虛弱，寒自內生，中陽不振而發本病；㈢肝鬱氣滯，久而化火，胃體被傷，或鬱火灼爍津液，胃陰不足而發本病；㈣脾胃虛弱，脾虛運化失常，痰濁停聚中焦或食積化生濕熱，痰火煎熬，濕熱中阻而發本病；痰氣交阻，日久傷及血分，痰瘀阻滯胃絡，壅塞不通，而發為本病。總而言之，肝鬱脾虛是該病的主要病因病機，即古人所謂「肝為起病之源，胃為傳病之所」之意；痰阻熱鬱與氣滯血瘀是該病重要的病理變化，即「初病氣結在經，久病傷血入絡」之謂。

中醫學將本病分為脾胃虛寒、肝胃不和、瘀血阻絡、胃陰不足、痰濕停胃或脾胃濕熱五個證候類型，其治療主要為益氣健脾溫中、疏肝理氣、活血化瘀、養陰和胃、化痰利濕、清熱解毒等幾個方面。

一、消化性潰瘍

(一)脾胃虛弱（虛寒）型

1. 健脾五味湯 ❶

【藥物組成】黨參、黃芪各25克，白朮、茯苓各15克，甘草10克。

【加減變化】如氣血鬱滯痛甚者加乳香、沒藥各15克；寒甚者加砂仁、桂皮各10克，乾薑、吳茱萸各5克；肝鬱氣滯者加柴胡、川楝子、元胡各10克；胃酸過多者加海螵蛸50克；胃酸偏低者加山楂、神曲各10克；出血者加白芨15克，旱蓮草10克或雲南白藥0.5克吞服。並囑患者戒煙禁酒，注意飲食及精神生活上的調節。

【功效】益氣健脾，和胃止痛。

【適應症】十二指腸潰瘍「脾陽虛」者，症見體倦納差、便溏、噁心、噯氣、吐酸、空腹或晚上或天氣變冷時疼痛加重、喜按熱飲，

【用藥方法】每日1劑，以水煎服。

【臨床療效】71例患者治療1個月後覆查49例，其中完全痊癒者40例，縮小者7例，無變化者2例。

【經驗體會】潰瘍病多為脾陽虛，故用四君子湯補氣，再加黃芪補

❶ 藍偉，〈健脾五味湯治癒十二指腸潰瘍病71例〉，《新中醫》，1985，(3)：23。

氣升陽，其補氣健脾效果更佳，與四味合用有強壯健脾胃增進新陳代謝助消化，促進乳糜的吸收、潰瘍的癒合。乳香、沒藥是前人常用治療「心腹血瘀作痛」的要藥，因此潰瘍面較大又有血瘀者加乳香、沒藥，取其活血祛瘀止痛作用，有祛腐生新之效，潰瘍的癒合更佳。中醫認為「不通則痛」、「痛則不通」，潰瘍病的痛就是氣血不通。因此較大的潰瘍兼血瘀者必須用活血祛瘀生新法方能見效，本組病人用本法治療，療效甚為理想。

2.芪芍湯（散）❷

【藥物組成】黃芪15克，白芍15克，桂枝7克，炙甘草9克，當歸9克，川芎6克，雲茯苓12克，澤瀉9克，蒲公英12克，烏梅12克，煅牡蠣24克，大棗5枚。

【加減變化】寒凝去蒲公英、煅牡蠣、烏梅，加乾薑7克，廣木香9克；肝鬱去煅牡蠣，加佛手、郁金各9克；胃陰不足去煅牡蠣、桂枝，加麥冬、北沙參各12克；血瘀去烏梅，加製乳沒各4.5克，丹參12克；出血配服止血散（白芨、田七、大黃炭，比例5:3:4）。

【功效】溫中健脾，理氣和胃止痛。

【適應症】胃及十二指腸潰瘍病脾胃虛寒、肝胃不和型。

【用藥方法】每日服1劑，30劑為1療程。痛止後配服烏貝散（烏賊骨、象貝母、瓦楞子，比例3:2:4），每服6克，每日服3次。飯後半小時服為宜。

【臨床療效】治療6例，其中臨床治癒（主要症狀消失，X線鋇餐造影和／或間接徵象消失，有出血者大便潛血轉為陰性）34例，占60.7%；好轉（臨床症狀明顯減輕或好轉，有X線鋇餐造影縮小和／或間接徵象好轉）20例，占35.7%；無效（臨床主要症狀仍存在，X線鋇餐造影和／或

❷ 馬先造，〈芪芍湯（散）治療胃及十二指腸潰瘍病56例〉，《河南中醫》，1986，(1)：8。

間接徵象無好轉，甚或惡化）2例，占3.6%。總有效率96.4%。疼痛消失最快者5天，最慢者15天，經X線鋇餐檢查潰瘍癒合最快30天，最慢125天，平均57天。

【經驗體會】《金匱要略》:「虛勞裏急，諸不足，黃芪建中湯主之，腹中痛、婦人腹中諸疾病，當歸芍藥散主之。」筆者將二方合化而成。芪芍湯（散），用於治療胃及十二指腸潰瘍，對脾胃虛寒、肝胃不和證型，有效率達100%，特別是對十二指腸潰瘍療效尤佳，但對胃陰不足，氣滯血瘀者療效較差。桂枝、炙甘草、大棗辛甘化陰，當歸、川芎、白芍、烏梅辛酸化陰，和血止痛；雲苓、澤瀉淡滲利濕，健脾滋源；牡蠣、蒲公英軟堅清熱，收斂潰瘍。諸藥配合，具有益氣、利濕、和血、斂瘍之功。芪、芍用量，應視其氣虛程度與疼痛性狀而定，氣虛明顯者重用黃芪，隱痛不已者重用白芍，一般不超過30克為宜。

3.複方河車散 ❸

【藥物組成】紫河車25克（焙乾），黃芪50克，元胡、茯苓各30克，雞內金20克，砂仁15克。

【功效】益氣補血，養胃健脾，理氣袪瘀。

【適應症】消化性潰瘍脾胃虛弱者，症見胃脘疼痛或泛酸，食後尤甚，嘈雜。

【用藥方法】上藥共研細末拌勻，早晚飯前用溫開水送服10克，每服10天停用5天，連服2個月。

【臨床療效】治療100例，痊癒93例，顯效3例，好轉1例，無效3例。總有效率97%。

【經驗體會】本病經久難癒，久病必虛，故本方取血肉有情之紫河車為主，輔以黃芪、茯苓、內金、砂仁、元胡，合奏益氣補血，養胃健脾，理氣袪瘀，解痙止痛之功，使病情很快得以向癒。本方藥源充足，

❸ 曹成鏗，〈複方河車散治療消化性潰瘍療效觀察〉，《陝西中醫》，1987，(7)：306。

製作簡便，見效快，經臨床運用對虛寒型潰瘍病療效尤佳，值得推廣。

4.加味六君子湯 ❹

【藥物組成】黨參15～30克，半夏、陳皮各12克，白朮、延胡索、代赭石、茯苓各15克，烏賊骨20克，白芷、甘草各10克。

【加減變化】痛劇者加乳香、沒藥；嘈雜加黃連；口苦、泛酸合左金丸；脅脹痛、噯氣合四逆散；心下痞滿加枳實；大便隱血或便血加白芨、地榆。

【功效】補氣健脾，兼化痰濕。

【適應症】十二指腸球部潰瘍脾胃虛弱兼痰濕內阻者，症見胃脘部灼痛、喜按、口苦、泛酸、乏力、納差、舌質紅、苔薄黃，脈弦細數。

【用藥方法】水煎服，30天為1療程，服藥期間進軟食，少食多餐，避免酸辣刺激性食物，不飲酒。

【臨床療效】治療31例患者，結果治癒9例，顯效11例，好轉8例。總有效率90.3%。

【經驗體會】十二指腸球部潰瘍，多屬脾胃氣虛，血瘀痰滯。故用六君子湯補氣健脾，兼化痰濕，標本同治；加白芷消腫止痛，排膿，烏賊骨收斂止血，制酸止痛；延胡索活血行氣止痛；用代赭石降胃氣，順其下行之性，誠如張錫純說：「人之廉於飲食者，宜補以健脾之藥，而純用健補脾臟之品，恆多有礙胃氣之降，致生脹滿，是以補脾者宜以降胃之藥佐之，而降胃之品又恆以氣分虛弱者不宜。惟赭石性善降胃，而分毫不傷氣分，且補藥性多溫，易生浮熱，赭石性原不涼，而能引熱下行。」

5.理中沒蠣湯 ❺

【藥物組成】附子10～20克，黨參20克，白朮12克，乾薑、沒藥各6克，煅牡蠣30克，茯苓、沙參各15克，白芨15～20克，三棱10～

❹ 王恩元，〈加味六君子湯治療十二指腸球部潰瘍〉，《四川中醫》，1989，(2)：21。

❺ 孫劍等，〈理中沒蠣湯治療消化性潰瘍74例〉，《陝西中醫》，1990，(2)：62。

12克，黃連6～8克，陳皮、甘草各10克。

【加減變化】出血者加生大黃末3克沖服，或生地榆30克煎服，鮮品者更佳；脘腹脹滿甚者或鋇餐示胃張力降低，胃竇部滯留現象者加厚樸10克，枳殼15克；舌苔薄黃有熱象者去附子，加蒲公英20克，黃連加量；泛酸甚及嘔吐酸苦水者加烏賊骨10克，吳茱萸6克；噁心嘔吐者加半夏、藿香各10克；少食納差者加焦三仙各15克，龍膽草4克；舌苔膩、胸悶肢重者加蒼朮、菖蒲各10克；舌質暗或有瘀斑者加當歸12克，丹參20克。

【功效】溫中健脾，行氣和胃，活血止痛。

【適應症】消化性潰瘍脾胃虛寒者，症見胃脘疼痛，泛酸，嘈雜不舒，噁心等。

【用藥方法】水煎服，每日1劑，15天為1療程。

【臨床療效】治療74例，其中治癒（經胃鏡、鋇透、胃電圖檢查潰瘍消失，或臨床症狀全部消失，反覆查便潛血陰性，病情半年後無復發者）69例；顯效（出血、疼痛、泛酸均消失者）4例；有效（出血消失，疼痛、泛酸及納差噁心減輕者）1例。總有效率100%。

【經驗體會】本方在治療上即體現了中醫溫中健脾、行氣和胃、活血止痛辨證論治的特點，又針對性地選擇具有消炎、止血、止酸、抗潰瘍等有效藥物，故收效顯著。據實驗研究，方中理中湯能降低胃液中游離鹽酸濃度，從而減輕對黏膜的侵蝕和減少胃蛋白酶啟動，對潰瘍發生起保護性作用，同時又能促進醋酸型胃潰瘍癒合，說明它能夠促使黏膜細胞再生修復。因此，它既能抑制攻擊因數又能強化防禦因數，通過兩方面綜合作用發揮其抗潰瘍效果；甘草具有消炎、抑制胃酸分泌、促進潰瘍癒合及解痙作用；黃連、蒲公英對消化性潰瘍中之幽門桿菌具有殺滅作用，黃連及其所含的小檗鹼均有抗潰瘍作用；其次茯苓、陳皮、白芨、煅牡蠣對潰瘍病均有治療作用。

6. 桂枝去桂加茯苓白朮湯 ❻

【藥物組成】炙甘草15～30克，茯苓50克，白朮50克，白芍50克，大棗30克，生薑50克。

【功效】益氣健脾，舒肝解鬱止痛。

【適應症】胃炎、十二指腸球部潰瘍脾胃氣虛或兼肝鬱者，症見胃脘隱痛、脹滿、噯氣或口乾欲飲者。

【用藥方法】以水1500ml，煎至500ml藥液，分3次服，每日服3次，飯前半小時服下。服藥期間忌飲烈酒，忌食生冷、辛、酸、甜、辣之物。

【臨床療效】治療200例，其中痊癒（疼痛消失，無脹滿之感，無噯氣，飲食正常，體力恢復正常，在半年內無發作者）189例，占94.5%；好轉（疼痛減輕，或在服藥期疼痛消失，而在停藥2個月後發作，但發作時較治療前減輕）6例，占3%；無效（症狀無明顯改善）5例，占2.5%。總有效率97.5%。

【經驗體會】目前尚未見到應用桂枝去桂加茯苓白朮湯治療胃脘痛的報導。《傷寒論》28條中，「心下滿，微痛」是此方的主證，而「微痛」更為關鍵。「微痛」，即微微而痛，乃隱痛之變詞，隱痛即屬虛證，而胃脘痛屬虛證的辨證要點是：痛而喜按者多虛；空腹痛者多虛；得食痛減者多虛；痛徐而緩，痛處不移者多虛；久病體弱者多虛；脈虛氣怯者多虛。諸多「虛」字，皆指胃氣虛、脾氣虛、中氣虛。筆者根據「微痛」而演繹出以上之「虛」證，進而引申應用桂枝去桂加茯苓白朮湯。通過200例之臨床觀察，都具備以上虛證的辨證要點。對於「心下滿」之「滿」字，其含義有三：一種為患者自述之脹滿，而外觀並不滿，稱為自覺的滿；第二種為醫者可望見其心下較之小腹部脹滿（正常成人小腹部較之於上腹部為滿），稱之為他覺的滿；第三種是既有患者敘述之滿，又有醫

❻ 畢明叉等，〈桂枝去桂加茯苓白朮湯治療胃脘痛100例〉，《中國醫藥學報》，1990；(5)：49～50。

者可望見之脹滿，稱之為自覺他覺的滿。若從病機上看，「滿」又可分為兩種：一種是無形的，一種是有形的。無形之滿為氣滯，有形之滿為水積和食積。按胃脘痛之辨證要點是：脹痛而噯氣者多屬氣滯；攻竄不定者多屬氣滯；初病多在氣。由此可知，無形之滿乃肝氣鬱滯，橫逆犯胃，從而造成肝胃氣滯，所以稱之為無形之滿。有形之滿，所以稱之為水積和食積，係因胃主受納，脾主運化，若水食入胃，脾不能運化，遂致水和食停滯於胃脘，從而形成脾虛不能運化水濕證及脾虛食停證，故此種滿稱之為有形之滿。此種積滯脹滿，脾虛是其本，脹滿是其標，越是脹滿，其脾虛越甚。若用攻破和消導劑，反傷中氣。必須遵照「塞因塞用」之「從者反治」法，方克制勝。通過200例觀察，其中180人心下滿，而且有空腹痛甚，得食後雖可痛緩，但反而脹滿不適，每每在脹痛之時，按之非但痛減，且脹滿亦隨之好轉，如此可以體會到不論有形和無形之「心下滿」，都必須依據「病者腹滿，按之不痛為虛」（《金匱要略・腹滿寒疝宿食脈證並治》），方可應用此方。至於桂枝去桂加茯苓白朮湯之主治及配伍，也正是為「心下滿，微痛」而設，方中茯苓、白朮，一治水積，一治食積，二藥相伍為用，共奏健脾化濕，以去「心下滿」；炙甘草、白芍相配，酸甘化陰，緩急止痛。臨床觀察，芍藥非但滋陰養血，緩急止痛，且對於胃脘痛屬陰虛型、脾胃氣虛型和肝氣鬱結之便秘，用之可收異曲同工之效。200例中，有32人便秘，服用此方，皆可大便通暢，而腹脹亦隨之明顯減輕。至於生薑之用，取其行氣散水之功，大棗用之以補脾和營，益血和藥。總之，方中藥物雖僅六味，但配伍嚴謹，以補為主，兼以攻實，最適宜虛中挾實之「微痛」兼「心下滿」之證。故凡胃脘痛而屬脾胃氣虛證、胃陰虧虛證、脾虛兼肝鬱證，用之皆有顯效。對於此方之腹證，亦應注意，筆者之臨床經驗，可有兩種情況。一種是正當胃脘之上、中、下三部手按之濡軟而空虛感，特別是以中等加壓和重度加壓之時尤為明顯，若按壓至腹底，反感痛減或痛止。另一種是胃脘之處外觀可望見飽滿，若以手推之，或以雙手擠之，有振水聲和有物阻滯感（水積和食積）。對於此方之脈象亦不能忽視，有時即可據脈而定用此方，臨床上應以左關虛、弱、沉無力，右關沉弦或沉弦細為主。服用此方必須注意節制飲食，慎食甘、酸、辣之物，如能遵囑可起事半功倍之效。

7.歸芍六君子湯 ❼

【藥物組成】當歸、黨參、白朮、半夏、陳皮、川楝子、元胡各10克，雲茯苓、白芨、酒白芍各12克，烏賊骨15克，煅瓦楞子30克，砂仁、生薑、炙甘草各5克，大棗3枚。

【加減變化】氣虛加黃芪；寒加良薑、香附；燒心者加黃連、吳茱萸；痛劇加服手指散。

【功效】益氣健脾，行氣活血止痛。

【適應症】胃、十二指腸潰瘍，慢性胃炎屬脾虛氣滯者，症見胃脘疼痛，攻撐連脅，腹脹噯氣，泛酸，乏力。

【用藥方法】水煎服，每日1劑。

【臨床療效】治療59例，其中痊癒（症狀基本消失，隨訪1年以上未復發）43例；有效（症狀明顯好轉，但每因致病因素發病，經服本藥有效）13例；無效（服藥前後症狀不消失）3例。總有效率94.7%。

【經驗體會】胃主受納，脾主運化，脾性喜燥，宜升則健，胃性喜潤，宜降則和。但脾胃升降之樞機，全賴肝之疏泄，所以「胃脘痛雖責之胃，病機卻涉及肝脾」。正如《臨證指南醫案》指出：「肝為起病之源，胃為傳病之所。」故胃脘痛多伴見腹脹滿，納呆，泛酸，噯氣等肝脾見證。筆者治療本病抓住恢復肝脾胃的生理功能，應用六君子湯甘溫益氣，健脾養胃，當歸、白芍養血柔肝止痛；川楝子、元胡行氣活血，散瘀止痛；

❼ 孫德齡等，〈歸芍六君子湯加減治療胃脘痛59例〉，《陝西中醫》，1990，(11)：490。

烏賊骨、煅瓦楞子和胃制酸止痛；白芨止血消腫，去腐生肌起到固護損傷之胃絡的功效。全方共湊益氣健脾，養血和胃，理氣止痛的作用，收到滿意的治療效果。

8. **潰瘍寧** ❽

【藥物組成】黨參20克，白朮15克，黃芪20克，救必應15克，香附15克，蒲公英20克，丹參20克，海螵蛸15克，煅瓦楞子15克，三七粉3克，甘草10克。

【功效】健脾益氣，疏肝和胃，消炎制酸，活血化瘀。

【適應症】消化性潰瘍脾胃虛弱，兼肝鬱、濕熱、瘀血者，胃症見脘痛勢急迫，有灼熱感，口乾口苦，喜冷飲，吞酸嘈雜，易怒，便秘，苔黃、脈數或弦數。

【用藥方法】水煎服，每日1劑，煎2次，分3次服。服藥期間停服其他對胃有影響的藥物，6週為1療程。

【臨床療效】治療30例，其中症狀療效顯效率90.3%。總有效率96.67%；胃鏡療效治癒率83.33%。總有效率96.67%。

【經驗體會】中醫認為潰瘍病的成因與脾胃正氣虛弱有關，同時又有肝鬱參與，肝鬱脾虛成為潰瘍病兩個最基本的證型，而炎症、胃酸、瘀血又貫穿於潰瘍的整個病程之中。這些因素在病理上是互相影響的，不難看出，脾虛、肝鬱、胃酸、炎症及瘀血之間是互相聯繫的，共同決定著潰瘍的發生、發展與消退過程，因此，在治療上就必須採取健脾益氣、疏肝和胃、消炎制酸、活血化瘀並行之法。潰瘍寧方就是根據這一原則制定，方中黨參、白朮、黃芪、甘草健脾益氣，為治本之法；香附、救必應疏肝和胃，行氣止痛；丹參、三七粉活血化瘀；煅瓦楞子、海螵蛸以制酸；蒲公英清熱消炎力強又無苦寒伐胃之偏，乃「治胃炎之妙品」。

❽ 劉紹能等，〈潰瘍寧治療消化性潰瘍療效觀察〉，《廣西中醫藥》，1992，(1)：1～2。

全方寒熱並用，攻補兼施，得補則脾胃正氣可復，施攻則損害因素可除，其病乃癒。

9.瘍甯湯 ❾

【藥物組成】黨參15克，黃芪15克，白芍15克，七葉蓮15克，酸棗仁10克，延胡索12克，遠志10克，神曲15克，半夏9克，黃芩5克，白芨20克，木香6克，甘草6克。

【加減變化】虛寒加高良薑、八角、茴香；氣滯加香附；陰虛加麥冬、石斛；濕熱加蒲公英；血瘀加郁金、三七。

【功效】補益脾胃，行氣止痛，宣通胃絡。

【適應症】十二指腸潰瘍脾胃虛弱兼氣滯血瘀者。

【用藥方法】水煎服，每日1劑，水煎分早晚兩次溫服。30天為1個療程。

【臨床療效】治療35例患者，痊癒28例；有效7例。總有效率100%。

【經驗體會】十二指腸潰瘍目前對其發病機制尚未完全明確，筆者根據「邪之所湊，其氣必虛」，認為本病病本在脾胃虛弱。「不通則痛」是其病機屬實的方面，「不榮則痛」是其病機屬虛的另一方面。因胃屬腑，「腑以通為用」所以「胃腑不通」是導致「胃脘痛」發生的主要病理機轉。故治療上《臨症指南》有「胃屬陽腑，凡六腑以通為補」，「胃腑宜通」之旨。因此，筆者針對病機並結合臨床實踐，治療本病以補益脾胃為本，宣通胃絡為要。瘍甯湯方中黨參、黃芪健脾益氣；七葉蓮、白芍、木香能養血柔肝、行氣活絡止痛；半夏、神曲能醒脾開胃、消食導滯；酸棗仁、遠志寧心安神，可作用於神經系統，降低迷走神經的興奮性；延胡索、白芨活血化瘀、消腫生肌；黃芩清泄鬱熱；甘草補氣和中，調和諸藥。諸藥合用，共奏補益脾胃，宣通胃絡，行氣止痛，收斂生肌之效。胃以陽氣為本，津液為用，胃者體陽而用陰。陽氣不足，陰火有餘，

❾ 陳雙彪，〈瘍甯湯治療十二指腸潰瘍35例〉，《廣西中醫藥》，1992，(2)：9。

「脾胃一虛，肺氣先絕」，故於補肺氣益脾胃藥中反佐黃芩能瀉肺火補脾胃，提高了臨床療效。由於藥證吻合，瘍甯湯治療十二指腸潰瘍能取得良效。

10.松蛸朮薑飲 ❿

【藥物組成】甘松、海螵蛸、卷柏、川楝各12克，乳香、沒藥、莪朮、乾薑、桂枝、白蔻（後下）各10克，焦朮18克，炙甘草6克。

【功效】溫陽健脾，化濕和胃，理氣活血。

【適應症】十二指腸球部潰瘍脾胃陽氣虛弱，寒濕瘀血內阻，症見胃脘疼痛，饑餓加重，胃脘脹悶，嘔吐胃內容物，舌淡紫或胖紫，苔腐膩者。

【用藥方法】每日1劑，文火三煎，每餐飯後服一煎。忌生冷辛辣飲食，7劑1療程。

【臨床療效】治療18例十二指腸球部潰瘍患者，結果治癒14例，占77.8%；顯效3例，占16.7%；好轉1例，占5.5%。總有效率100%。

【經驗體會】十二指腸球部潰瘍屬中醫「胃脘痛」範疇，辨證可分氣滯、鬱熱、陰虛、虛寒、血瘀等型。據筆者多年觀察，潰瘍初起多表現氣滯、鬱熱證候，進而鬱熱損傷陰津，逐漸演成陰虛。隨著潰瘍面加深，大多伴有慢性出血，病史長者，正氣隨血外泄，導致中焦陽氣虛弱，轉成虛寒證候。陽氣虛弱，無力推動血運，反過來又加重血脈瘀阻，即所謂「病久入絡」之謂。脾運無力，血脈瘀阻，釀生濕濁，最終形成脾胃陽氣虛弱，寒濕瘀血內阻的本虛標實證候。胃氣承順反阻，故痛、脹、嘔並見。胃鏡（鋇餐造影）下見十二指腸球部管腔變窄、充血、黏膜不光滑、紅白相兼，以白為主，幽門痙攣、舒縮不良，潰瘍面周圍黏膜蒼白、水腫、血供不良等，是其佐證。松蛸朮薑飲以甘松理氣止痛、化濕

❿ 韋能定等，〈松蛸朮薑飲治療十二指腸球部潰瘍18例〉，《四川中醫》，1993，(2)：30。

醒脾；海螵蛸除濕制酸、化瘀斂瘍；焦朮健脾益胃補氣；乾薑溫中散寒；桂枝溫經通脈；白蔻、川楝行氣化濕；卷柏、莪朮破血通經；沒藥、乳香化瘀去腐、消腫定痛、解毒生肌；甘草調和藥味。諸藥合用，使腐濁去，氣血流暢，球部血供得以改善，潰瘍面得到充分的營養而逐漸癒合。

11.益氣清熱湯 ⓫

【藥物組成】黃芪20克，白朮12克，甘草5克，魚腥草60克，黃芩10克。

【加減變化】胸脅脹痛者加柴胡、川楝子各10克；嘔吐者加半夏10克；泛酸者加瓦楞子10克；刺痛者加五靈脂、蒲黃各10克；大便秘結者加大黃10克；黑便者加旱蓮草30克，三七粉10克。

【功效】益氣清熱。

【適應症】十二指腸球部潰瘍脾胃虛弱，熱鬱氣滯者。

【用藥方法】水煎取汁，每日服2次，每日1劑，15天為1療程，一般治療4個療程。

【臨床療效】治療50例，其中臨床痊癒（諸症消失，潰瘍面癒合）12例；顯效（疼痛症狀消失，或潰瘍面縮小）36例；好轉（疼痛較前好轉，但未消失）2例。

【經驗體會】十二指腸球部潰瘍以上腹部疼痛為主要症狀，且反覆發作，常因氣候變遷、飲食不節而病情加重。據臨床觀察，活動期潰瘍與脾胃虛弱、熱鬱氣滯關係最為密切。本組絕大部分病例有饑餓性疼痛、納差、乏力等脾胃虛弱症狀。活動期潰瘍面，附有黃色或白色之厚苔，甚則糜爛、滲血，周圍充血水腫，呈圍堤樣改變，基本符合中醫的胃腸瘡瘍。熱毒損傷胃及脈絡，又可導致出血。本病本虛（脾胃虛弱）標實（熱鬱氣滯），治療當攻補兼施。方中黃芪、白朮、甘草調補脾胃，促其

⓫ 洪彰福，〈益氣清熱湯治療十二指腸球部潰瘍50例〉，《湖北中醫雜誌》，1994，(4)：27。

健運；魚腥草、黃芩清熱解毒、消癰散結。黃芪既能健脾益氣，又能托毒排膿，是治療瘡瘍要藥；魚腥草既能清熱解毒，又可消腫和胃，二藥為必用之品。現代醫學認為，本病病因與幽門螺旋桿菌有關。

12.炙草黃芪膠炭湯 ⓬

【藥物組成】炙甘草（或甘草）30克，黃芪、皂角刺、阿膠、仙鶴草、海螵蛸、台烏、蒼朮各15克，蒲黃炭、茜草炭、羊草結各10克，生地20克。

【加減變化】胃鏡下黏膜水腫嚴重者，加半枝蓮、徐長卿；黏膜瘀斑者加三棱、田三七；幽門關閉遲緩、膽汁返流者加高良薑、熟附子；萎縮性胃炎者加三棱、茵陳、雞內金；胃蠕動波減緩者加枳實、陳皮；胃黏膜脫垂者加升麻、柴胡。

【功效】調和脾胃，升清降濁。

【適應症】十二指腸潰瘍屬脾胃虛弱兼濕熱、瘀血者，症見上腹疼痛，伴噯氣泛酸腹脹。

【用藥方法】每日1劑，水煎，空腹服，3～4週為1療程，胃鏡不癒，再加服1個療程。

【臨床療效】治療79例患者，臨床治癒（臨床症狀體徵消失，胃鏡檢查潰瘍變為白色疤痕期）62例；顯效（臨床症狀體徵明顯減輕，胃鏡檢查潰瘍變為紅色疤痕期）11例；有效（臨床症狀稍減輕，潰瘍面癒合一般以上）4例；無效（經2個療程治療，臨床症狀體徵、胃鏡檢查無變化）2例。總有效率97.4%。

【經驗體會】難治性消化潰瘍屬中醫「胃脘痛」範疇，病人多有數年至十多年的胃痛史，多見中陽不振，脈絡失養，筆者認為治療時要注意脾胃調和，清升濁降，方可使胃氣漸復，正氣漸充，其癒可期。炙草

⓬ 陳偉剛等，〈炙草黃芪膠炭湯治療難治性消化性潰瘍79例〉，《新中醫》，1994，(5)：24。

黃芪膠炭湯有改善胃攻防因數平衡失調狀況，保護胃黏膜屏障，促進潰瘍癒合的作用，方中用重劑甘草30克，是根據李東垣：「甘草味厚氣薄，可升可降，陰中陽也，不足者補之以甘，生用則氣平，補脾不足而瀉心火，炙之則氣溫，補三焦而散表寒，除邪熱，去咽痛，緩正氣，養陰血，凡心火乘脾，腹中急痛，腹皮急縮者倍之。」之說，有亦補亦清之效，以甘緩之，以甘瀉之之意。現代藥理學認為甘草浸出物內含甘草次酸，有促潰瘍癒合，減輕氫離子的回滲，保護胃黏膜的作用；黃芪角刺湯是清代陳實功治療婦科腹痛一有效名方，因難治性消化性潰瘍胃鏡下多見潰瘍深凹，明顯黏膜集中，且組織缺損至固有肌層和固有肌層斷裂，故用黃芪補中益氣以生肌；皂角刺對疤痕纖維有鬆解黏連的作用；海底柏有軟堅散瘀、行氣止痛之功，攻破之力皆可相敵，治潰瘍尤良；仙鶴草有脫力草、石打穿之稱。《本草綱目拾遺》謂：「消宿食，散中滿，下氣……。」《藥鏡拾遺》賦：「石打穿（仙鶴草）滾咽膈之痰，平翻胃之噦。」患者多有貧血之象，選其益氣除痞散滿，降濁通降之效；醒脾必制肝，治肝先實脾；蒼朮，丹溪云其「能解諸鬱而強胃氣，發胃之氣能入諸經，疏泄陽明之濕」；合台烏、羊草結等以健脾散寒止痛；阿膠為血肉有情之品，以形補形，現代藥理研究認為含多種氨基酸，有修復胃黏膜作用，烊化藥汁兌服使中藥成混懸液覆蓋潰瘍面，更好地發揮藥效；蒲黃炭、茜草炭為佐使藥，寓通於澀，既可防止甘草、阿膠的過於甘膩，又能活血祛瘀，收斂以制酸，「無酸則無潰瘍」，中和胃酸後，可減弱攻防因數對胃黏膜的傷害，對胃蛋白酶、膽酸的吸附作用，增強胃黏膜的屏障功能，使胃黏膜免受自身的消化，產酸亦趨減少，同時還能促進胃腸的順蠕動，加強幽門括約肌的張力，減少膽汁返流，減少不良因素的刺激，消除胃痞脘痛的症狀，能行能補，相得益彰。

13.慢胃溫中湯 ⓭

【藥物組成】白芍30克，當歸、蒼朮、廣木香、厚樸、枳殼、黃芪、炙甘草各15克，製附片、桂枝、乾薑、紅花、桃仁、黨參、罌粟殼各10克，吳茱萸8克。

【加減變化】氣虛重者參芪量加倍；氣滯甚者香樸用量加1/3倍；瘀血明顯者桃紅用量加倍；陽虛寒重者附薑用量加倍；濕鬱化熱者加大黃、蒲公英；絡損出血者乾薑宜薑炭用量加倍，加用雲南白藥。

【功效】溫補脾胃，行氣化濕，活血祛瘀。

【適應症】胃潰瘍、十二指腸潰瘍或慢性淺表性胃炎屬虛寒者，症見胃脘隱痛，喜按喜暖，遇冷痛作加重；空腹痛增，得食痛減，食後腹脹。或有畏寒肢冷，倦怠乏力，懶言自汗，心悸氣短；或有腹痛腸鳴、納差呃逆，泛吐酸水或清水，絡損出血者可出現黑便。舌淡紅或淡嫩或暗或邊有齒痕，舌下脈暗淡或青紫，甚則迂曲，舌苔白或白膩。脈沉細或沉弱或沉弦或滑緩。

【用藥方法】水煎服，每日3次，3日服2劑。

【臨床療效】治療122例，結果臨床治癒63例；顯著好轉38例；好轉29例；無效2例。總有效率為98.4%。治癒病例一般服藥3～12劑後疼痛消失，其他症狀減輕；服10～20劑後疼痛和其他症狀消失。

【經驗體會】虛寒責脾胃，莫忘治肝腎，病位雖居脾胃，但與肝腎關係密切，辨治不可忘乎。脾土屬陰，必得肝木條達疏泄，乃不致陰凝板滯，從而發揮升降、吸收、轉化機能。反之，肝木乘脾土則致肝脾（胃）不和，脾虛則肝鬱失養，疏泄不利，升降呆滯。故治宜溫補中州，兼以抑肝培木。方如白芍抑斂肝氣；當歸補血培木；吳茱萸溫肝暖脾，即為此旨。脾（胃）為後天之本，腎為先天之本，腎精賴脾運化水穀精微充養，脾（胃）陽靠腎中陽氣以溫煦，互相滋養，相互促生，共同協調，

⓭ 唐光珏，〈慢胃溫中湯治療虛寒胃痛122例〉，《四川中醫》，1994，(6)：24。

否則，脾胃不得腎陽以生土，則土寒不化，食少虛羸；土虛不運，不能升達津液，以奉心化血滲灌諸經。筆者通過臨床觀察，本組病例多兼見腎精耗失，腎陽虧損。故治療每佐溫腎助脾（胃）之品，方中附桂即為補火生土而設。又陽虛陰盛，水濕內積而見腹脹納差，泛吐清水等症，故方中用蒼朮芳香化濕，苦溫燥濕，圖使濕去脾健，病安從來。脾胃陽虛，寒濕內生，治當溫之以味，附桂薑萸是也；補之以氣，參芪炙草故也。然胃為水穀之腑，以通為用，以降為順，降則和，不降則滯，反升則逆。今脾胃虛弱，傳化失司，升降失調，清濁相干，陽鬱氣滯，同時陽虛寒凝又可導致和加重氣滯。所以治主溫補，忽忘辛開行散，方中厚樸苦降溫寒，行氣化濕散滯，木香苦辛相須，和降胃逆，調散氣滯，即為此投。再者，氣能行攝血液，血得溫則行，遇寒則凝，中州氣虛，行血無力，攝血失權，又陽虛寒盛，血凝滯留，必致血鬱血溢，筆者通過臨床觀察，本病起初並無瘀血證可查，或僅見舌下脈微暗紫，進而虛則漸虛，寒則漸至，致寒凝血瘀，絡脈痹阻，舌下脈暗紫逐日加深，甚則扭曲，舌質暗淡或紫暗或有瘀斑，故方中每用活血散瘀之品，桃紅宜之。方用罌粟殼收斂鎮痛。絡損血溢者增雲南白藥活血止血，以圖其標。

14.舒脘湯 ⓮

【藥物組成】黃芪15克，當歸15克，淮山藥10克，白芍15克，丹參30克，砂仁6克，吳茱萸13克，黃連10克，乾薑10克，海螵蛸12克，浙貝母10克，香附10克，川楝子10克，延胡索10克，大黃6克，甘草6克。

【加減變化】伴噁心嘔吐加半夏、竹茹、生薑；嘈雜、噯氣吞酸、食積，去吳茱萸、乾薑，加雞內金，倍黃連、大黃、海螵蛸；畏寒肢冷，大黃用酒炙，去黃連，倍吳茱萸，加桂枝；腹滿脹痛加厚樸，木香。

【功效】補益氣血，化瘀行氣止痛。

⓮ 趙德滿等，〈舒脘湯治療慢性胃脘痛61例報告〉，《河北中醫》，1995，(1)：18。

【適應症】胃及十二指腸球部潰瘍脾胃虛弱、土敗木賊者，症見胃脘反覆發作性隱痛、冷痛多於著涼、飲食不當或情緒不佳後發作和加重，少有劇痛，多伴消瘦面黃，疲乏無力，精神不振，食慾減退，納差便溏，胃脘嘈雜，噯氣吞酸，畏寒肢冷，腹滿脹痛。脈多沉弱，舌淡苔白或微黃。

【用藥方法】每日1劑，水煎均分早晚溫服。

【臨床療效】治療61例，其中治癒（胃鏡檢查潰瘍消失及X線鋇餐檢查消失。症狀、體徵基本消失，大便潛血陰性）35例；顯效（胃脘痛、吞酸、脘腹脹滿消失，食納轉佳）18例；好轉（胃脘脹痛、吞酸基本消失）4例；無效（症狀和體徵均無改變，上消化道鋇餐胃鏡檢查潰瘍同治療前）4例。總有效率93.44%。

【經驗體會】《醫宗必讀・心腹諸痛》:「胃屬燥土，處中焦，為水穀之海，五臟六腑十二經脈皆受氣於此，壯者邪不能干，弱者著而為病，偏熱偏寒，水停食積，皆與真氣相搏而痛，肝木相乘為賊邪，腎寒厥逆為微邪……。」筆者根據胃脘痛病因病機，採取扶正祛邪，消補兼施的治療方法，自擬舒脘湯對其調治，力求消不傷正，補非膩滯，方中黃芪、當歸、淮山藥、白芍補氣健脾養血育陰；香附、砂仁、川楝子行氣解鬱，化濕止痛；吳茱萸、乾薑溫中散寒，調和營衛止嘔；白芍、甘草緩急止痛，調和諸藥；延胡索、丹參、當歸行氣活血，通經止痛；黃連、海螵蛸降逆和胃瀉火；浙貝母清熱潤燥化痰；大黃導滯瀉積。全方共奏補益氣血，祛逐裏積，化瘀行氣止痛之功。

15.黃芪建中湯 [15]

【藥物組成】黃芪15克，桂枝6克，白芍10克，炙甘草6克，生薑10克，紅棗10克，飴糖30克。

[15] 陳運如，〈黃芪建中湯加味治療十二指腸球部潰瘍虛寒型48例〉，《湖南中醫藥導報》，1995，(2)：21。

【加減變化】兼肝鬱熱、口苦、舌紅、苔黃加黃連3克、吳茱萸1克或加川楝子15克；兼腹脹加厚樸10克、陳皮10克；兼食滯加六曲10克、雞內金10克；兼脾腎陽虛四肢欠溫加黑附塊6克、乾薑6克；兼便黑加田七6克。

【功效】溫中補虛。

【適應症】十二指腸球部潰瘍虛寒型。臨床表現為胃脘部持續性隱痛，反覆發作，以夜間或饑餓時尤甚，疼痛喜溫喜按，伴噯氣，噁心，嘔吐涎沫，納呆，神疲乏力，大便溏稀，脈細緩，舌質淡紅，苔薄白，或口苦，咽乾，喜熱飲或不渴飲。

【用藥方法】每日1劑，1個月為1療程。症狀完全消失，病情穩定後，則停服。1個療程後症狀未完全消失，病情未穩定可繼續服，直至穩定。

【臨床療效】治療48例，其中痊癒（臨床症狀消失，病情穩定，追蹤觀察2年以上病情無復發，查胃鏡潰瘍已鈣化）18例；顯效（臨床症狀控制，病情基本穩定，但未追蹤觀察）18例；有效（臨床症狀減輕，但受寒或飲食不當病情反覆）10例；無效（服藥後症狀無明顯減輕，經常反覆發作）2例。總有效率95.83%。療程短者為20天，療程長者為3個月。

【經驗體會】以本組病例的病因來看，大多是由於飲食不當，饑飽時常，嗜食煙酒、辛辣，或受寒，或勞累過度，損傷脾胃陽氣。脾胃陽衰，運化失職，寒飲內生，則疼痛，喜溫喜按，嘔吐清涎，陽氣虛衰則四肢欠溫神疲乏力，舌淡苔白，脈細緩無力等，因此十二指腸球部潰瘍虛寒型的主要病機是脾胃陽虛氣衰，治療當溫中補虛。黃芪建中湯方中黃芪補益中氣，小建中湯溫脾散寒，內有飴糖、甘草配芍藥，緩急止痛，功效俱全，所以選擇此方加減治療最恰當。

從病理研究來看，慢性胃炎中，脾虛者往往伴有十二指腸球部潰瘍或炎症，脾虛時，胃腸局部組織改變，黏膜蒼白、變薄，腺體萎縮，消化酶、唾液、澱粉酶分泌低下，泌酸功能低下，細胞免疫功能低下，人體能量代謝功能低下，植物神經功能紊亂和代謝功能低下。現代藥理認為桂枝有增強末梢血流、改善循環，有助於血細胞表面電荷的充分暴露和變形活動、降低全血黏度，減少紅細胞和血小板的集聚，調節免疫功能及抗炎等作用。此外，桂枝還有促進唾液、胃液分泌的功能，能解除內臟平滑肌痙攣，緩解腹痛。桂枝的上述功效，有助於抗炎、促進潰瘍面癒合，同時，能促進病人唾液、胃液分泌，增進食慾，解除內臟平滑肌痙攣，緩解腹痛，所以桂枝在方中起主要作用。但桂枝使全血黏度降低，減少紅細胞和血小板的聚集，在消化道有活動性除血時注意慎用。現代藥理研究表明，黃芪除有強壯作用外，還有較強的擴張血管作用，能改善細胞的營養和代謝，同時具有激素樣作用和鎮靜作用。因此黃芪能補益中氣，強壯身體，還能改善局部組織的血液循環，改善細胞的營養和代謝，這對促進潰瘍癒合起了重要作用。所以黃芪建中湯對十二指腸球部潰瘍虛寒型不僅能緩解臨床症狀，而且有促進潰瘍面癒合的作用。

16.健胃湯 [16]

【藥物組成】黃芪15克，西黨10克，烏賊骨30克，桂枝10克，赤、白芍各10克，煅瓦楞子10克，浙貝母10克，生薑7克，甘草7克。

【加減變化】寒甚者合併良附丸或加吳茱萸、蓽茇；偏熱者加石斛、川連；嘔吐者加薑半夏、旋覆花；泛酸者加白豆蔻、烏梅；大便黑者加白芨、地榆炭；腹脹甚者加川樸、萊菔子。

【功效】溫陽益氣、疏肝健脾。

【適應症】胃、十二指腸潰瘍虛寒型。

【臨床療效】治療64例，治癒（臨床症狀和體徵消失，胃鏡檢查潰

[16] 劉漢國等，〈健胃湯治療胃、十二指腸潰瘍64例小結〉，《湖南中醫雜誌》，1995，(3)：28。

瘍癒合，追訪1年無復發者）58例；有效（臨床症狀和體徵基本緩解，纖維胃鏡檢查潰瘍基本癒合，追訪期（1年）內有2～3次復發，再予本法治療仍可控制者）3例；無效（自覺症狀和體徵減輕，但纖維胃鏡檢查潰瘍病灶未癒合者）3例。總有效率為95%。

【經驗體會】胃、十二指腸潰瘍多因鬱怒傷肝橫逆犯胃，飲食勞倦所致，臨床上常表現為虛實夾雜，尤以虛寒型居多，治療宜以溫陽益氣、疏肝健脾、培土理中為要。健胃湯中以參、芪補中益氣、振升中陽；伍桂枝、生薑溫經散寒、和胃降逆；佐芍藥、甘草緩急止痛；烏賊、煅瓦楞子收斂止酸、保護黏膜，共奏健胃止痛、促進潰瘍癒合之功。現代醫學認為，消化性潰瘍的形成和發展，均與胃酸及胃蛋白酶的消化及胃、十二指腸黏膜的抵抗力有關。據藥理研究證實，烏賊有吸附胃蛋白酶和胃酸並抑制胃酸分泌的作用，類似抗膽鹼藥物的功效，從而為促進潰瘍的癒合創造內環境，故本方以之為君，且用量較大（30～50克）。筆者還觀察到，本品改煎服為研末沖服，效果更佳。

17.異功散 ⑰

【藥物組成】黨參20克，香附15克，陳皮20克，白朮15克，元胡15克，丹參20克，白芨35克，砂仁15克，蒲公英20克，甘草7.5克，海螵蛸25克，雲茯苓15克。

【加減變化】虛寒型以上腹隱痛，喜按、喜熱飲為主，兼見畏寒，肢冷嘔吐清水，神疲乏力，大便溏稀，舌黃淡白，脈象沉細或沉弱，主方加黃芪25克，良薑15克；寒重者加附子10克，乾薑10克，或蒲公英20克；氣滯血瘀型以胃脘脹痛，兩脅悶脹為主，亦見四肢倦怠、氣短，或者胃脘部刺痛，甚或痛如刀割，痛而不移，拒按，時有嘔血、便血，語言低微，汗出，舌質淡紫或有瘀點，脈弦細或沉澀，偏氣滯者，主方加柴胡10克，枳殼15克，白芍20克；偏血瘀者，加靈脂20克，蒲黃20

⑰ 辛麗嘉等，〈異功散加減治療胃脘痛110例〉，《中醫藥學報》，1995，(2)：24。

克；挾鬱熱者胃脘灼熱、拒按、口乾喜冷飲為主，兼見口苦、吞酸、心悸、少寐、氣短、舌質淡、苔黃膩，主方加黃連6克、梔子9克；氣陰兩虛者胃脘隱痛，咽乾、口渴、納呆、食後作脹、氣短、乏力，舌質淡而乾，脈象細數或細弱，主方去香附，加寸冬15克，當歸15克，石斛20克。

【功效】益氣健脾，理氣止痛，解痙制酸，止血生肌。

【適應症】胃潰瘍、十二指腸潰瘍引起的胃脘痛屬脾胃氣虛，氣滯血瘀者。

【用藥方法】每日1劑，水煎，早晚空腹溫服。

【臨床療效】治療110例，其中痊癒（症狀及體徵消失，胃鏡檢查原有潰瘍病癒合，鋇透提示原有潰瘍消失）80例，占72.1%；好轉（主要症狀及體徵基本消失，胃鏡或鋇透所見原有潰瘍面明顯縮小）24例，占22%；無效（主要症狀及體徵無明顯變化或惡化，胃鏡或X線鋇透無明顯改變）6例，占5.4%。總有效率為94.7%。

【經驗體會】異功散方中香附、陳皮具有疏肝解鬱，理氣除脹，升舉陽氣之功；海螵蛸制酸止痛，活血化瘀；白芨止血、生肌癒合潰瘍，二藥合用，既可制酸止痛、止血消炎，又能生肌，促瘍面的癒合；黨參、白朮、茯苓健脾滲濕、修復潰瘍面周圍水腫，又能扶正祛邪；砂仁，理氣止痛，有抑制平滑肌收縮，緩解緊張作用，取其氣行則血行之意，改善血瘀；元胡活血化瘀、理氣止痛，鎮痛鎮靜、抑制胃酸分泌，是一種良好的止痛藥，二藥合用，有理氣止痛、活血化瘀，促進局部組織血管擴張，血流加速，有利於消除潰瘍周圍水腫和炎症；更配丹參祛瘀生新，改善循環，促進組織修復再生；甘草和中緩急，調和諸藥；蒲公英，清熱解毒，消炎止痛，諸藥合用，既有養胃、理氣止痛之功，又有消炎，解痙制酸，止血生肌及促進潰瘍面癒合之效，以辨症和辨病相結合，再根據臨床兼症，隨症配伍，故療效較為滿意。

18.固沖湯 ⓲

【藥物組成】黃芪 30 克，炒白朮 30 克，白芍 10 克，煅龍骨 50 克，煅牡蠣 50 克，茜草 15 克，烏賊骨 30 克，五倍子 3 克，棕櫚炭 15 克。

【加減變化】疼痛明顯者加元胡 20 克，川楝子 10 克；泛酸甚者加煅瓦楞子 15 克；脹滿者加木香 10 克，枳殼 15 克；無便血者去茜草、棕櫚炭。

【功效】益氣健脾，調胃和營，制酸止痛，固攝止血。

【適應症】消化性潰瘍脾胃虛弱型。

【用藥方法】每日 1 劑，水煎 3 次，分 3 次服。每 10 天為 1 療程。最少 2 個療程，最多 5 個療程。治療期間，忌食生冷辛腥等刺激性食物。

【臨床療效】治療 30 例，其中痊癒（臨床主要症狀、體徵消失，X 線鋇餐透視消失或胃鏡檢查潰瘍癒合）16 例，占 53%；顯效（臨床主要症狀和體徵明顯改善，X 線鋇餐透視龕影明顯縮小或胃鏡檢查潰瘍明顯縮小）12 例，占 40%；無效（主要症狀和體徵無明顯改善，X 線鋇餐透視無明顯改變或胃鏡檢查潰瘍無明顯縮小）2 例，占 7%。總有效率為 93%。

【經驗體會】固沖湯出自近代名醫張錫純《醫學衷中參西錄》，功能健脾益氣、補腎固沖，主治婦人血崩。筆者根據該方的藥物組成及功效，結合胃及十二指腸球部潰瘍胃脘疼痛、泛吐酸水、納呆乏力、大便色黑等主要臨床症狀和體徵，辨證加減治療，療效尚好。胃及十二指腸球部潰瘍屬脾胃虛弱，氣血失和，失其固攝者居多，故以黃芪、炒白朮益氣健脾和胃、白芍斂陰和營以制其本；煅龍骨、煅牡蠣、烏賊骨制酸止痛且能固攝止血、生肌斂瘍，促進潰瘍癒合，實為一舉多得；茜草、棕櫚炭涼血止血又與龍牡、烏賊骨、五倍子等收斂藥相伍，倍增止血之力。綜觀全方，藥症相合，標本兼治，緊切病機，共奏桴鼓之效。

⓲ 王鳳學，〈固沖湯治療消化性潰瘍30例〉，《甘肅中醫學院學報》，1995，(3)：16。

19.益氣固攝方 ⓳

【藥物組成】黨參30克，炒白朮30克，黃芪30克，白芍15克，煅龍骨50克，煅牡蠣50克，木香10克，砂仁10克，烏賊骨30克，五倍子3克（沖）。

【加減變化】疼痛明顯者加元胡30克，川楝子10克；泛酸甚者加瓦楞子15克；便黑者加茜草15克，白芨15克；偏於寒者加製附子10克。

【功效】益氣固攝。

【適應症】胃及十二指腸球部潰瘍脾胃虛弱者。

【用藥方法】每日1劑，水煎3次分服。每10天為1個療程，最少2個療程，最多5個療程。

【臨床療效】治療40例，其中痊癒（臨床主要症狀和體徵消失，X線鋇餐透視明顯縮小或胃鏡檢查潰瘍明顯縮小）21例；顯效（主要症狀和體徵明顯改善，X線鋇餐透視明顯縮小或胃鏡檢查潰瘍明顯縮小）16例；無效（主要症狀和體徵無明顯改善，X線鋇餐透視無明顯改變或胃鏡檢查潰瘍無明顯縮小）3例。總有效率92%。

【經驗體會】筆者認為，胃及十二指腸球部潰瘍的主要病因病機，應責之於脾胃虛弱，氣血失和，固攝失司所致，故以益氣固攝法，取得較好的治療結果。方以大劑量的黨參、白朮、黃芪益氣補虛，健脾和胃；白芍斂陰和營以治其本；煅龍骨、煅牡蠣、烏賊骨、五倍子收澀制酸，止痛止血以治其標，且能生肌斂瘍，促進潰瘍癒合；佐木香、砂仁行氣化濁，使補而不滯，攝而不鬱。諸藥合用，取效甚佳。

20.健脾化瘀湯 ⓴

【藥物組成】黨參、白朮各15克，陳皮12克，木香9克，白芨、佛

⓳ 王鳳學，〈益氣固攝方治療胃及十二指腸球部潰瘍40例〉，《河北中醫》，1995，(5)：17。

⓴ 李素蘭，〈健脾化瘀湯治療消化性潰瘍50例〉，《陝西中醫》，1996，(1)：30。

手、台烏藥、蒲黃、炙甘草各10克，三七0.5克（沖服）。

【加減變化】若痛甚加丹參、元胡；吐酸者加烏賊骨。

【功效】健脾溫中，行氣化瘀。

【適應症】消化性潰瘍脾胃虛寒，兼瘀血者。

【用藥方法】水煎服，每日1劑。

【臨床療效】治療50例，結果痊癒（胃脘部疼痛緩解，飲食增加，體重增加，鋇餐或胃鏡檢查充血、水腫、糜爛消退）34例；好轉（臨床症狀減輕，但飲食稍不慎即症狀加重）13例；無效（症狀體徵無改善）3例。總有效率92%。

【經驗體會】潰瘍病多由憂思惱怒引起肝胃不和，土虛木橫，氣滯血瘀以及長期飲食不節，導致脾胃虛弱，氣血失調而成。故治宜健脾溫中，行氣化瘀。方中黨參、白朮、炮薑、台烏藥益氣溫中健脾；陳皮、木香、佛手行氣止痛；三七、蒲黃活血散瘀；炙甘草調和諸藥。全方切中病機，故療效滿意。

21. 溫中健脾湯[21]

【藥物組成】黨參10克，白芍12克，桂枝8克，茯苓10克，白朮10克，陳皮10克，吳茱萸6克，良薑2克，甘草6克，大棗7枚。

【加減變化】氣虛甚者加黃芪；痛甚者加延胡索；反酸多者加瓦楞子、烏賊骨；寒重者加附片；腹部脹滿者加木香、枳殼。

【功效】益氣健脾，溫中止痛。

【適應症】慢性胃潰瘍和胃竇炎脾胃虛寒型。臨床表現為胃脘部隱痛，喜按喜暖，空腹痛甚，進食則痛減，納差，泛吐清水，甚則手足欠溫，大便稀，舌淡嫩，舌邊有齒痕，舌苔薄白，脈細弱。

【用藥方法】每日1劑，加水250ml，煎至150ml，分2次服，飯前

[21] 戴小欣，〈溫中健脾湯治療脾胃虛寒型胃脘痛35例〉，《湖南中醫學院學報》，1996，(2)：34。

半小時服藥，5天為1療程。

【臨床療效】35例患者，治療時間最短者2個療程，最長者6個療程。其中痊癒（胃脘痛止，兼症消失，隨訪1年未發）15例；好轉（胃脘痛緩解，兼症部分消失）18例；無效（胃脘痛仍反覆發作，症狀無改善）2例。總有效率為94.2%。而28例慢性胃潰瘍患者中痊癒13例，好轉15例；7例胃竇炎患者中痊癒2例，好轉3例，無效2例。

【經驗體會】本病屬中醫「胃脘痛」範疇，是臨床上較為多見的病證。其病機多為素體虛弱或勞倦過度、饑飽失常損傷脾胃，致使脾陽不振，中氣虛寒，寒氣內滯，胃失溫養所致。根據「虛者補之」、「寒者溫之」的理論，治宜益氣健脾、溫中止痛。溫中健脾湯方中黨參、茯苓、白朮、大棗健脾益氣；桂枝、良薑、吳茱萸溫中散寒止痛；白芍緩急止痛；甘草既可緩急止痛，又可調和諸藥。

22.黃土湯 ㉒

【藥物組成】灶心土30克，炮附子4.5克，乾地黃9克，阿膠9克，白朮12克，黃芩9克，炮薑炭9克，花蕊石15克，補骨脂9克，仙鶴草30克，甘草6克。

【功效】溫陽健脾，養血止血。

【適應症】十二指腸球部潰瘍脾胃虛寒，氣不攝血者。

【用藥方法】每日1劑，服藥期間不禁食，先流食，大便隱血轉陰後為半流食至軟食，出血量大者予補液或輸血。

【臨床療效】治療36例，其中痊癒（1週內嘔吐或黑大便停止，大便隱血試驗連續3天陰性，出血伴隨症狀明顯改善）24例，占67%；顯效（1周內嘔吐或黑大便停止，大便隱血試驗(+)，出血伴隨症狀有所改善）顯效6例，占17%；有效（1週內出血量減少，出血伴隨的主要症狀

㉒ 旦開蓉，〈黃土湯治療十二指腸球部潰瘍36例〉，《黑龍江中醫藥》，1996，(3)：16。

有所改善）5例，占14%；無效（治療1週，大便隱血試驗無好轉，重度出血經24小時後出血不止或加重）1例。總有效率為97%。服藥後大便轉陰天數最短者2天，最長者16天，平均為7.1天，服藥3～4天轉陰者14例，5～7天者10例，7天以上者12例。

【經驗體會】 十二指腸球部潰瘍並出血，屬中醫學「血證」、「便血」範疇。氣虛、脾虛、統攝失司是本病的病理過程。《景嶽全書》血證曰：「脾胃氣虛而大便下血者，其血不甚鮮紅，或紫或黑，此陽敗而然，故多無熱證，脾統血，脾虛則不能收攝，脾化血，脾虛則不能運化，是皆血無所主，因而脫陷妄行，速宜溫補脾胃。」在臨床辨證中，十二指腸球部潰瘍出血以脾胃虛寒、氣不攝血者居多，表現為面色恍白，倦怠乏力，頭暈目眩，語聲低微，舌淡苔薄脈細。黃土湯加味確是治療此證型的有效方劑，方中灶心土溫中收澀止血為君藥；配以附子、白朮溫陽健脾，以復統攝之權為臣藥；佐以生地、阿膠滋陰養血，更能止血；配以苦寒之黃芩與生地共同制約朮、附過於溫燥之性。炮薑炭、仙鶴草等溫中、化瘀、收斂止血。諸藥合併，寒熱並用，標本同治，剛柔相濟，溫陽不傷陰，滋陰而不礙陽，治療十二指腸球部潰瘍並出血療效可靠，且無副作用，隨著出血停止，其臨床症狀逐漸改善，通過觀察，出血量大以及嘔血伴黑便者，大便轉陰時間較出血量少，單純黑便時間長，對輕、中度球部潰瘍出血者療效好。

23.潰瘍散 [23]

【藥物組成】 黨參15克，黃芪15克，白芍15克，木香6克，延胡索10克，白芨20克，半夏10克，雞內金10克，浙貝母8克，炙甘草6克。

【加減變化】 虛寒減浙貝母，加高良薑、小茴香；氣滯加香附、柴胡；陰虛減黃芪、木香，加麥冬、石斛；兼濕熱加蒲公英、川黃連；兼

[23] 林偉光，〈自擬潰瘍散治療胃與十二指腸潰瘍89例〉，《廣西中醫藥》，1996，(4)：51。

瘀血加三七、郁金；吞酸加海螵蛸或煅瓦楞子。

【功效】補益脾胃，疏通胃絡，行氣止痛，收斂生肌。

【適應症】胃與十二指腸潰瘍脾胃虛弱，氣滯血瘀者。

【用藥方法】每日1劑，水煎，分早晚3次溫服，30天為1療程。忌一切辛辣及刺激性食物。

【臨床療效】治療89例，其中痊癒59例；有效26例；無效4例。總有效率為95.4%。治療時間最短為15天，最長為53天，平均35.5天。上消化道X線鋇餐檢查龕影消失最快為20天。

【經驗體會】潰瘍病的病因病機主要是由於頻繁的七情刺激，特別是憂思惱怒引起肝胃不和，氣滯血瘀以及長期飲食不節、勞倦內傷導致脾胃虛弱，氣血失調而成，且以虛、寒者居多，虛證多於實證，陽虛多於陰虛。同時，本病以久病者居多。「久病多虛」，「不榮則痛」是其本虛的一方面；久痛入絡，氣血瘀滯所致「不通則痛」是其標實的另一方面，故胃脘久痛者病機多為本虛標實。針對這一特點，筆者宗《臨證指南醫案》「胃屬陽腑，凡六腑以通為補」和「胃腑宜通」之旨，以補益脾胃為本，疏通胃絡為要。自擬潰瘍散方中黨參、黃芪健脾益氣；白芍、木香解痙行氣止痛；白芨、延胡索活血化瘀生肌；半夏、雞內金醒脾開胃，消食導滯。「胃痛久而屢發，必有凝痰聚瘀」(《臨證指南醫案・胃脘痛》)，故又用浙貝母化痰散結，藥理研究認為浙貝母具有阿托品樣鎮痛、抑制胃酸分泌的作用；炙甘草補氣和中，調和諸藥。另外，本方又針對虛寒居多的特點，隨症加減，以高良薑、小茴香等溫中散寒，故療效較佳。

24.平胃酒 [24]

【藥物組成】40度白酒3000ml，大棗、山藥、枸杞子各200克，砂仁、山楂、麥芽各100克，肉豆蔻、小茴香、乾薑、雞內金各50克，炒

[24] 李才順等，〈平胃酒治療胃及十二指腸潰瘍128例〉，《陝西中醫》，1997，(1)：5。

陳皮80克。

【功效】健脾和胃，溫中散寒，滋補肝腎。

【適應症】胃及十二指腸潰瘍脾胃虛寒者。

【用藥方法】將大棗去核，與上藥烘乾研為細末，放砂鍋內加酒熱浸（65～70℃）30分鐘，放置待涼過濾，殘渣加酒再浸20分鐘過濾，合併濾液加入蜂蜜100克進行攪拌溶化，過濾裝瓶。每次25ml，日2次。治療時間2個月為1療程。

【臨床療效】治療128例。其中治癒（症狀和體徵消失，X線或胃鏡檢查癒合，隨訪1年未復發者）39例；好轉（主要症狀減輕，1年內未復發，但症狀輕、持續時間短，X線或胃鏡檢查較前好轉）64例；無效（症狀或體徵無減輕或有加重，X線或胃鏡檢查顯示病灶無變化者）25例。總有效率80.5%。

【經驗體會】胃與十二指腸潰瘍屬中醫「胃脘痛」範疇，其發病與情志、飲食所傷有關。倘若飲食不節或暴飲暴食，損傷脾胃，胃氣不降，氣機阻滯，鬱而化火，火熱耗傷胃陰則胃陰不足，遷延犯胃，日久傷及脾胃之陽，脾陽不振轉為虛寒，久痛傷絡則氣血瘀滯。平胃酒，該方重用山藥、大棗益氣健脾，養血安神；枸杞滋補肝腎而明目；砂仁行氣和中，開胃消食；山楂、麥芽、雞內金消食化積，健脾開胃；小茴香、乾薑、白酒溫中散寒，開胃止嘔；肉豆蔻、炒陳皮理氣健胃，澀腸止瀉；蜂蜜補中緩急潤燥，使白酒不燥而能輕揚以行藥勢。本品伍用得當，既注意了健脾和胃、消食化積、溫中散寒、補中益氣的後天之本，又注意了滋補肝腎的先天之本，從而促進了潰瘍的癒合。

25.活血溫中湯 ㉕

【藥物組成】五靈脂100克，蒲黃200克，烏賊骨100克，白芨100

㉕ 童湘毅，〈活血溫中湯治療胃、十二指腸潰瘍50例〉，《光明中醫》，1998，(1)：20。

克，黃芪200克，香附100克，良薑50克，白芍100克，甘草50克，炒粳米400克，白糖400克。

【加減變化】如屬氣滯型，去黃芪、甘草，加枳殼、檳榔；虛寒型去白芨、烏賊骨，加桂枝、烏藥；胃熱型去良薑、香附，加山梔、郁金。

【功效】活血祛瘀生新，溫中止痛。

【適應症】胃、十二指腸潰瘍脾胃虛寒挾瘀者。

【用藥方法】每味中藥均以炒黃為度，再研末，拌勻，貯瓶，備用。上藥為1療程量（即1個月量），每日3次，每次20克，飯前半小時至1小時，用溫開水送服。連服2～3個療程。

【臨床療效】50例患者經過2～6個月的治療，其中痊癒26例，占52%；好轉22例，占46%；無效2例，占4%。總有效率為96%。平均治療天數為96天。

【經驗體會】本病起病緩慢、病程長，初期易被人們忽視，再加上飲食不節、饑飽失常，在貧困地區尤為多見。經曰：「久病必虛，久病必瘀。」「胃強則熱，胃弱則寒。」故本病虛寒型和挾瘀證為多。治宜活血溫中為主。本方用五靈脂、蒲黃（失笑散）活血止痛，祛瘀生新，改善胃十二指腸的血液循環，增加胃組織營養的代謝，促使潰瘍面癒合；黃芪配白芍、甘草，既能溫中健脾、緩急止痛，又能控制潰瘍復發；良薑、香附為良附丸，有溫中止痛之效；烏賊骨、白芨能制酸而修補潰瘍面。數藥相合，可起到活血祛瘀生新，溫中止痛除潰瘍之效。「胃喜甘」，故用白糖之甘以和胃，炒粳米之香以健脾，既可減少藥物對胃的刺激，又有保護胃黏膜的作用。製成散劑，一是為了節約藥源，二是便於攜帶和服用方便，三是取其「散者散也」之意，用藥散直接敷於潰瘍面，使藥物直達病所，起到「藥輕重病消，四兩撥千斤」之功。

26.白芨三七湯 ㉖

【藥物組成】白芨30克，三七參（先煎）20克，五倍子15克，黨參、蒲公英各30克，炙甘草、白芍、黃芪各15克，砂仁（後下）10克，黃連6克。

【功效】益氣健脾，化瘀生新。

【適應症】胃及十二指腸潰瘍脾胃虛弱，瘀血內阻者。

【用藥方法】每日1劑，水煎，分2次頓服。20天為1個療程，每療程間歇時間4天左右。

【加減變化】中氣下陷者合補中益氣湯加減；胃陽不振者加吳茱萸10克，烏頭20克，廣木香15克；濕重者合藿香正氣丸；氣血兩虛者合八珍湯；肝氣鬱結者合四逆散或逍遙散。

【臨床療效】治療45例，其中顯效（自覺症狀消失，X線吞鋇檢查潰瘍消失，或纖維胃鏡檢查見潰瘍消失或已轉入紅色疤痕期或白色疤痕期）14例；有效（自覺症狀消失或好轉，纖維胃鏡顯示潰瘍範圍縮小或向癒合方向轉歸）23例；無效（自覺症狀不減輕甚或加重，中止治療或完成治療療程後纖維胃鏡檢查無改善，X線吞鋇檢查潰瘍未消失或未縮小範圍者）8例。總有效率為82%。

【經驗體會】白芨三七湯是依據現代藥理研究而組方。方中白芨能在消化道中促進黏膜局部紅細胞凝集，形成人工血栓，並能刺激肉芽生長，促進瘡面癒合，其揮發油成分對多種球菌及桿菌均有良好的抑菌作用，為方中主藥。《本草彙言》曰：「白芨，斂氣，滲痰，止血，消癰腫之要藥也……堅斂肺臟，封鎮破損，癰腫可消，潰敗可托，死肌可袪，膿血可結，有托舊生新之妙用也。」三七參活血袪瘀止痛，方中用之係取其瘀血不去新血不生之理；五倍子內含大量鞣酸，對蛋白質有沉澱作用，

㉖ 余奉文，〈自擬白芨三七湯治療老年消化性潰瘍45例〉，《國醫論壇》，1998，(5)：28。

能使局部皮膚黏膜潰瘍的蛋白質凝固，形成保護膜，起到收斂保護的作用。據臨床報告，五倍子煎劑具有抗菌作用，能抑制潰瘍表面的細菌生長，促進潰瘍的癒合；蒲公英、黃連清熱解毒，有報導認為它們可殺滅幽門螺旋桿菌。由於老年消化性潰瘍患者的消化系統機能存在一定的退化，故潰瘍修復癒合比較遲緩，中醫對其證機常概括為脾虛運化不力，加之氣機不暢而致氣血鬱滯，病屬本虛標實，治療宜標本兼顧，因此方中又選用了黨參、黃芪、炙甘草扶正固本；砂仁、白芍調理胃腸氣機。諸藥合用，既補氣健脾，又化瘀生新，切中病機，故療效滿意。

27.加味四妙湯 [27]

【藥物組成】黃芪 30 克，當歸 10 克，金銀花 20 克，甘草 6 克，白朮、煅石膏各 10 克，桔梗 10 克。

【加減變化】口渴加花粉、玄參；小便不利加滑石，去石膏；胃酸過多加海螵蛸、瓦楞子；脅痛不適加青皮、枳殼；便血加三七粉沖服。

【功效】益氣健脾，活血化瘀，解毒排膿。

【適應症】胃潰瘍脾胃氣虛，瘀血阻絡型。

【用藥方法】水煎服，每日 1 劑分 2 次服。治療期間禁酒及禁食辛辣刺激之品，注意生活調理。15 天為 1 療程，連續治療 2 個療程，密切觀察胃脘疼痛，舌，脈，血常規，大便潛血等症狀及胃鏡鏡下改變。

【臨床療效】治療 17 例，其中顯效（臨床症狀基本消失，胃鏡檢查潰瘍消失，或疤痕期）4 例，占 23.5%；有效（臨床症狀明顯好轉，胃鏡檢查潰瘍面縮小 50% 以上）11 例，占 64.7%；無效（臨床症狀無改善，胃鏡檢查潰瘍無縮小或有所增大）2 例，占 11.8%。總有效率為 88.2%。

【經驗體會】中醫認為本病病位在胃，與肝膽脾腎有關連，肝脾胃虧，胃失濡養，運化無權是本病的基本病理。瘀血阻絡型胃潰瘍多因肝

[27] 楊偉文，〈加味四妙湯治療瘀血阻絡型胃潰瘍17例臨床分析〉，《甘肅中醫》，1998，(5)：19。

氣鬱滯，橫逆犯胃，中土壅滯，氣病及血，以致胃絡瘀結；或病久遷延，「久痛入絡」，瘀阻脈絡，則疼痛劇烈，痛有定處而拒按，舌質紫暗。甚則絡破血出而出現嘔血，便血等。四妙湯本為外科方劑，治一切癰疽，功能益氣活血，解毒排膿。筆者在臨證中，運用四妙湯治療癰疽的原理，在原方的基礎上加入石膏、白朮、桔梗等藥物，石膏辛甘而寒，主入胃經，有清胃降火之功；桔梗為氣分之藥，氣為血之帥，氣滯則血瘀，桔梗可升上焦之氣，能載藥上行直達病所，氣得疏通，氣行血行，消除瘀血；白朮甘苦性溫，入脾胃二經，此型胃潰瘍血氣生化之源不足，選用白朮補氣健脾，使脾氣健旺，運化復常。諸藥配合，佐使為用，理氣而不破氣，活血而不動血，調血而不傷絡，施治於瘀血阻絡型胃潰瘍收到良好效果。

28.胃潰飲 ㉘

【藥物組成】黨參、白芍、黃芪、大棗各20克，茯苓、半夏、柴胡、當歸、生薑、白芨、甘草各10克，黃連、木香各6克。

【功效】益氣健脾，疏肝理氣，活血化瘀，清熱除濕。

【適應症】十二指腸球部潰瘍脾胃氣虛，氣滯血瘀者。

【用藥方法】每日1劑。水煎至300ml分3次，於飯前半小時口服，每日服前沖入田七粉0.5克，蜂蜜30～60克，象皮粉1克（製法：象皮鋸成小塊狀炒至黃、鬆脆、粉末過120目篩入瓶備用），30天為1個療程。忌酸、辣、煙、酒、生冷刺激及不易消化性食物。

【臨床療效】治療50例，其中痊癒（服藥後臨床症狀體徵消失，X線鋇餐或胃鏡檢查潰瘍癒合）；有效（服藥後臨床症狀及體徵減輕，X線鋇餐透視胃鏡檢查潰瘍明顯減少）；無效（服藥後臨床症狀及體徵無減輕，X線或胃鏡檢查潰瘍無減少或增大）。50例患者服藥第1療程治癒者16例；有效5例；無效1例。第2療程治癒者10例；有效3例；無效1例。

㉘ 李麗華，〈胃潰飲治療十二指腸球部潰瘍50例〉，《陝西中醫》，1999，(2)：97。

第3療程治癒者10例；有效3例；無效1例。總有效率96%。

【經驗體會】十二指腸球部潰瘍屬中醫「胃脘痛」範疇，中醫認為飲食不節，如飲食無常，暴食暴飲，過食生冷或思慮、勞累過度，病後體虛，脾胃受損是引起本病原因之一；情志不舒，惱怒傷肝，肝氣鬱結，橫逆犯胃，導致肝胃不和，肝鬱氣滯是引起本病原因之二；過食辛辣、肥、甘、厚、膩，食滯中阻，濕熱內蘊，損傷脾胃，是引起本病原因之三；氣滯血瘀，脈絡受阻，血行不暢，是引起本病原因之四。此外，目前臨床上應用激素，解熱止痛藥或誤食對胃有損害的藥物，也是引起本病的重要因素。因此在治療上，除正確調節飲食外，應著重益氣健脾，疏肝理氣，清熱除濕，活血化瘀止痛，收斂生肌。筆者根據中醫傳統理論結合現代醫學知識自擬胃潰飲，方中黃芪、黨參、茯苓、大棗、甘草、陳皮補中益氣、健脾燥濕，據現代藥理研究黨參、大棗、甘草能有效地提高機體免疫力，提高機體對各種不良刺激的耐受力；生薑、半夏、柴胡、白芍、木香疏肝理氣，和胃降逆止痛；當歸、田七、黃連、白芨、象皮活血化瘀，清熱解毒，止血消腫，收斂生肌；甘草、蜂蜜益氣健脾，理氣止痛，保護胃黏膜，修復潰瘍，還有解毒抗癌作用，諸藥共用，緩解臨床症狀，促進潰瘍癒合。

29.潰瘍靈湯 ㉙

【藥物組成】白朮10克，茯苓15克，黨參15克，薏苡仁20克，丹參15克，白芨15克，枳實10克，連翹15克，甘草5克。

【功效】健脾益胃，行氣止痛，活血化瘀，清熱解毒。

【適應症】十二指腸潰瘍脾胃虛弱，氣滯血瘀者。

【用藥方法】水煎2次，混合一起，分2次口服。

【臨床療效】治療60例，其中治癒（主要症狀消失，胃鏡下原有潰

㉙ 閆重玲，〈自擬潰瘍靈湯治療十二指腸潰瘍60例〉，《河南中醫藥學刊》，1999，(6)：12。

瘍完全消失或僅留斑痕）46例；顯效（主要症狀明顯改善，胃鏡下原有潰瘍基本消失，局部有輕度炎症）6例；有效（主要症狀明顯減輕，胃鏡下原有潰瘍面縮小50%以上）5例；無效（主要症狀改善不明顯，胃鏡下原有潰瘍面縮小不到50%）3例。總有效率95%。

【經驗體會】 十二指腸潰瘍是臨床常見病，活動期胃鏡下可見潰瘍周圍黏膜紅腫、糜爛，類似外科瘡瘍，此乃脾胃虛弱，運化失常，氣滯血瘀，助熱為毒而成，但因其反覆發作，病程較長，臨床表現為寒熱錯雜，脾胃虛弱為其本，氣滯血瘀為其標，治宜攻補兼施，寒溫並用。自擬潰瘍靈湯方中白朮、黨參、茯苓、甘草為四君子湯，健脾益胃；白芨生肌收斂；丹參活血化瘀；薏苡仁健脾化濕；枳實行氣寬中、消痞止痛；連翹清熱解毒。諸藥合用，脾健邪祛，則疾病自癒。

30.參七湯 [30]

【藥物組成】 人參10克，黃芪15克，山藥30克，元胡10克，三七6克（沖服），丹參30克，郁金10克，佛手30克，百合30克，白芍20克。

【加減變化】 濕熱偏重者加蒲公英、川黃連；大便稀溏者加炒白朮、炒苡仁；嘔吐酸水者加瓦楞子、烏賊骨。

【功效】 益氣健脾，理氣活血化瘀。

【適應症】 十二指腸潰瘍脾胃氣虛，氣滯血瘀者。

【用藥方法】 每2日1劑，水煎服，30天為1療程，全部病例均先用參七湯加減，待臨床症狀緩解或消失後，改用參七湯倍量研末，每日2次用蜂蜜水沖服15克，連續服藥至潰瘍完全癒合。

【臨床療效】 56例患者經過2～6個療程的治療，其中臨床治癒（臨床症狀完全消失、X線鋇餐檢查消失）29例；好轉（臨床症狀基本消失或明顯好轉，X線鋇餐檢查面縮小1/2以上）22例；無效（經過2個療程的治療，臨床症狀無改善，X線鋇餐檢查無變化）5例。

---

[30] 何祥松，〈參七湯治療頑固性十二指腸潰瘍〉，《中醫藥研究》，1999，(6)：27。

【經驗體會】頑固性十二指腸潰瘍主要是指潰瘍反覆發作或潰瘍病灶長期不癒合。由於本病具有病程長、反覆發作等特點，筆者認為其病機以氣虛為主，兼有氣滯、血瘀。主要是因為胃痛日久，脾胃內傷，運化失司，生化無源而致氣虛血少，氣虛則血運無力，必然運行遲滯而瘀，血少則血流緩慢而運行不暢、血因氣虛而瘀，氣因血瘀而壅滯，互為因果，形成惡性循環，這是導致潰瘍久不癒合的根本原因。針對氣虛血瘀這一病理基礎，立益氣健脾、增強脾胃功能治其本，活血化瘀，改善胃黏膜血液循環治其標，標本兼治，氣充血活，潰瘍自癒。方中紅參、黃芪、山藥、百合益氣健脾，培補後天之本；佛手、白芍柔肝緩急、疏肝氣以助脾胃；郁金、三七、元胡、丹參活血止痛，化瘀生肌。全方以益氣健脾為主，脾氣旺盛，氣血生化有源，全身及胃脘局部正氣得到充實，從而改善潰瘍局部血運及組織營養狀況。瘀血去，新血生，維持了胃黏膜充足的血供，促進了潰瘍的癒合。筆者發現，潰瘍病經過短期治療，臨床症狀容易消除，鏡下也可見到潰瘍初部癒合，但脾虛胃弱的證候還依然存在，這是復發的基礎。因此，對潰瘍初步癒合的患者，必須繼續治療1～2個療程，逐步恢復脾胃功能，才能提高潰瘍癒合質量，防止復發。

31.桂枝人參湯合芍藥甘草湯 [31]

【藥物組成】人參、白芨各10克，白朮、白芍各15克，乾薑、炙甘草各9克，桂枝12克，烏賊骨30克。

【加減變化】噁心嘔吐重者加半夏10克，生薑5片；疼痛較劇者加元胡15克，蒲黃10克；納差，不思飲食者加焦三仙各15克；身困乏力明顯者加黃芪20克。

【功效】溫中散寒，補脾益氣，緩急止痛。

---

[31] 趙良辰，〈桂枝人參湯合芍藥甘草湯治療消化性潰瘍60例〉，《陝西中醫》，1999，(6)：242。

【適應症】消化性潰瘍脾胃虛寒者。

【用藥方法】水煎服，每日1劑，20天為1療程。

【臨床療效】治療60例，其中治癒（臨床症狀消失，飲食正常，胃鏡示潰瘍面癒合）17例；顯效（疼痛明顯減輕或消失，飲食改善，其他症狀好轉，胃鏡示潰瘍面較治療前大部分癒合）30例；有效（疼痛、納食有所改善，但仍有飽脹、噁心、燒心、噯氣等，胃鏡示潰瘍部周圍水腫有所改善，潰瘍面略有縮小）10例；無效（臨床症狀無改善，胃鏡示潰瘍面無變化）3例。總有效率95%。療程最短者15天，最長50天，平均30天。

【經驗體會】本病病程較久，常反覆發作，辨證多屬脾胃虛寒。筆者根據「虛者補之」、「寒者溫之」之原則，投人參、白朮、乾薑以溫中散寒，補益脾氣；芍藥、甘草酸甘化陰，養營益血，緩急止痛；更配桂枝以通心脾之陽而奏溫中健脾，補虛緩急，平補陰陽，調和氣血之功；烏賊骨收斂止酸；白芨收斂止血。現代醫學認為，人參能增強機體對各種有害刺激的非特異性免疫力，稱為「適應藥樣」藥物；白朮有促進腸胃分泌和吸收作用；乾薑能促進消化液分泌，使食慾增加；桂枝有鎮痛解痙作用，能解除內臟平滑肌痙攣而止腹痛；甘草有抗胃酸及緩解胃腸平滑肌痙攣作用，粉劑用於潰瘍病，在潰瘍面形成薄膜，有保護作用；白芍對胃平滑肌有鬆弛和抑制作用；白芨有止血作用，治療胃及十二指腸出血，常獲滿意療效；烏賊骨有制酸、收斂及良好止血作用，為治胃及十二指腸潰瘍的天然良藥。諸藥合用，可抑制胃酸分泌，促進胃腸功能恢復，加速潰瘍面癒合。

㈡肝胃不和型

1.烏玄芍甘湯 ㉜

【藥物組成】烏賊骨、瓦楞子各15克，元胡、甘草、白芨各10克，白芍30克。

【功效】制酸生肌，調氣止痛。

【適應症】消化性潰瘍氣鬱脾虛者，症見胃脘脹痛，吞酸，納差。

【用藥方法】每日1劑，煎濃汁300ml，空腹溫飲100ml，1小時內不進飲食，晚間八時溫服200ml。2週為1個療程，第2療程研末沖服。

【臨床療效】治療30例，痊癒25例；好轉4例；無效1例。總有效率96.7%。一般服藥多在2～3個療程，最短1個療程，最長5個療程。

【經驗體會】本病屬中醫胃痛範疇，筆者認為，其病機重點在於氣鬱脾虛，胃失和潤。情志不暢、飲食失調是該病發生的主要因素。七情致病，最先病氣；飲食所傷，中洲受損，氣鬱化熱，脾生寒濕，從而形成了該病虛實挾雜、寒熱交錯證候。筆者根據病因病機，結合臨床實踐經驗，並吸取中藥治療該病的經驗而擬此方。方中烏賊骨、瓦楞子制酸燥濕，收斂生肌；元胡、芍藥調氣止痛；白芨清熱生肌；甘草緩急止痛、調和諸藥。此方若臨證稍加化裁，寒熱虛實胃痛皆可運用。據藥理研究，諸藥有保護黏膜和潰瘍面，解痙止痛作用。飲食方面，筆者認為少量多餐有其不足之處，有時反而會增加胃腸負擔，應該以患者素體食量、質量和進食規律為準，只有適當的食量和質及固定的進食時間，才能使胃腸有規律的工作，並能得到充分的修復時間，從而促進潰瘍癒合。此外要注意飲食衛生，以防併發炎症而加重潰瘍或延緩潰瘍癒合。同時也要注意休息和鍛鍊，使情緒保持最佳狀態。若個別患者服此方後，有胃脘不適或輕度便秘者，減輕烏賊骨用量即可消失。

㉜ 秦增祥，〈烏玄芍甘湯治療消化性潰瘍病30例〉，《陝西中醫》，1987，(7)：307。

2.四白湯 ㉝

【藥物組成】白芍15克，白芨20克，白朮12克，白蜜20克（煮沸兌服），甘草10克。

【加減變化】脘腹脹悶，痛連兩脅，噯氣較甚者，加柴胡、枳殼；痛有定處，大便如柏油狀，加丹參、三七；嘔吐酸水甚者，加海螵蛸、煅瓦楞；胃灼熱較甚者，加黃連、知母；頭昏眼花，面色萎黃者，加黃芪、阿膠；遇寒冷痛甚者，加砂仁、高良薑、桂枝；有泛惡胸悶、苔膩者，白蜜、白芨均減半，加半夏、陳皮、茯苓；進食腹脹甚者，加生薑芽、焦山楂。

【功效】柔肝和胃止痛。

【適應症】慢性胃、十二指腸潰瘍肝氣犯胃型。

【用藥方法】每日1劑，水煎服。30天為1療程，服藥期間忌煙酒，辛辣厚味。

【臨床療效】治療84例，近期臨床治癒（證候全部消失，6個月～1年內不復發，相應的主項理化檢查基本恢復正常或有好轉，參考症狀及體徵恢復如常人）49例，占58.3%；顯效（主要證候消除，6個月～1年不復發，相應的主項理化檢查好轉，參考症狀、體徵改善）15例，占17.9%；好轉（主要證候基本消除，6個月～1年內雖有發作，但疼痛程度減輕，持續時間縮短，相應的主項理化檢查改變不大）9例，占10.7%；無效（主要證候無變化，相應的主項理化檢查無改變）11例，占13.1%。總有效率為86.9%。

【經驗體會】四白湯的組方係在張仲景用於和裏緩急、治腹痛為主的芍藥甘草湯的基礎上加收斂、健脾、調胃藥組成。白芍平抑肝陽，柔肝止痛，斂陰養血。有人認為胃痛可從肝論治，而白芍為柔肝之要藥，

㉝ 龍青鋒，〈四白湯治療慢性胃、十二指腸潰瘍 — 附84例臨床觀察〉，《湖南中醫雜誌》，1989，(1)：11。

調胃之佳品。據現代藥理研究，本品對腸管、胃、子宮平滑肌有抑制作用，故有較好的解痙、鎮痛、消炎、抗潰瘍等作用；白芨收斂止血、生肌，用於胃及十二指腸潰瘍或出血具有止血和促進病灶癒合的作用；土炒白朮為補脾益胃之要藥，據報導，本品具有降低血糖，促進胃腸分泌的作用；白蜜入脾胃能補中緩急，用於脾胃虛弱，脘腹疼痛，現代多用於消化性潰瘍；甘草善補脾胃，用於潰瘍病有抗胃酸、保護潰瘍面及緩解胃腸平滑肌痙攣等作用，已知其含甘草次酸製劑生胃酮鈉，在酸性溶液中與胃蛋白酶結合沉澱，可對抗酶的活性，促進黏液產生，減少胃細胞脫落，延長細胞壽命，保護胃黏膜屏障。諸藥配合，同入脾胃，直達病所，對潰瘍面能起到保護收斂作用，故本方在臨床上能獲得滿意的治療效果。

3. 變通香蘇散 ㉞

【藥物組成】香附15克，蘇梗10克，陳皮10克，甘草10～20克，白芍12～30克，雞內金12～30克。

【加減變化】吐酸者加牡蠣、海螵蛸；心下痞、噫氣不除或嘔者加旋覆花、代赭石、半夏、黨參；腹脹甚者酌加木香、砂仁、枳殼、厚樸；腹痛日久者加乳香、沒藥、元胡；大便乾者加大黃；便溏者加炒白朮；便血者加白芨，或用海螵蛸末沖服；兼寒加吳茱萸、乾薑；兼熱者加連翹、黃連；中氣虛者合黃芪建中湯；兼肝鬱者加柴胡、青皮、佛手、生麥芽。

【功效】理氣和胃，生肌止痛。

【適應症】治療慢性胃炎和消化性潰瘍氣滯型，臨床上見胃脘脹痛，與情志波動有關，伴有噯氣、嘔吐、脈弦等。

【用藥方法】每日1劑，水煎服。治療期間忌情志刺激，飲食宜寒

㉞ 任平均等，〈變通香蘇散治療慢性胃炎消化性潰瘍185例〉，《河北中醫》，1989，(3)：37。

溫適中、定時定量，不宜偏嗜和食刺激之品，最好戒煙忌酒。

【臨床療效】122例慢性胃炎中，痊癒（臨床症狀消失，X線鋇餐檢查正常，1年以上未復發）98例，占80.3%，其中服藥最少12劑，最多33劑；好轉（症狀明顯減輕或消失，X線鋇餐檢查好轉或正常）19例，占15.6%，其中症狀消失、X線檢查基本正常，但1年內復發者11例；無效5例，占4.1%。總有效率為95.9%。63例消化性潰瘍中，痊癒（臨床表現及體徵消失，X線鋇餐檢查影消失，黏膜皺襞恢復正常，空腹無瀦留液，十二指腸球部恢復成三角形、無激惹徵象，充盈良好）48例，占76.2%，其中服藥最少21劑，最多63劑；好轉（主要症狀及體徵好轉，X線鋇餐透視變小變淺，或十二指腸球部基本恢復成三角形、無明顯激惹徵象）11例，占17.5%；無效4例，占6.3%。總有效率為93.7%。

【經驗體會】筆者採用了辨病與辨證相結合的診斷方法，加強了治療用藥的針對性。如氣滯型胃潰瘍使用香蘇飲時，重用甘草並酌加乳香、沒藥、白芨、烏賊骨，即可制酸止血，又可生肌止痛，保護潰瘍面，促進潰瘍癒合，從而縮短了治療時間，提高了治癒率。香蘇飲對胃病具有良好的和比較廣泛的治療作用，可作為氣滯型慢性胃炎和消化性潰瘍的首選方劑。

4. 胃樂散 ㉟

【藥物組成】白芨、元胡、胎盤、瓦楞子，比例為2:2:3:3。

【功效】制酸和胃，理氣止痛。

【適應症】消化性潰瘍肝胃不和兼胃熱者，症見胃脘疼痛或脹，空腹為甚，嘈雜泛酸，口苦口黏。

【用藥方法】上方製成散劑，每次6克，每日3次。

【臨床療效】治療100例，其中治癒（症狀消失，胃鏡檢查潰瘍消失）60例；有效（症狀明顯減輕或基本消失，胃鏡下潰瘍進入癒合期）

㉟ 於俊生，〈胃樂散為主治療消化性潰瘍100例〉，《陝西中醫》，1991，(3)：110。

37例；無效（症狀無變化，胃鏡下潰瘍未縮小）3例。總有效率97%。

【經驗體會】消化性潰瘍臨床上寒熱虛實均有，但以偏熱者居多。本組患者胃熱和肝胃不和兩型占74%，且發病大多與情志因素有關。憂思惱怒，氣鬱傷肝，肝失條達，橫逆犯胃，遂發本病。隨著物質生活的改善，嗜食膏粱厚味及辛辣之品，亦可傷及脾胃，使之升降乖逆，化生濕熱，蘊阻中焦。這是導致胃脘痛熱證偏多的原因。筆者體會，消化性潰瘍的治療，除辨證分型外，必須重視護膜藥物的運用。胃樂散中白芨極富黏性，消腫化腐，生肌收斂；瓦楞子抑制胃酸；胎盤補腎健胃；元胡理氣止痛，活血化瘀。且用散劑，服後可在潰瘍表面形成藥膜，增加胃黏膜的屏障功能，促進肉芽組織生成，而達到潰瘍癒合之目的。

5. 潰瘍湯 ㊱

【藥物組成】百合15克，烏藥10克，白芍10克，丹參15克，郁金10克，黃連1.5克，柴胡10克，炒麥芽9克，甘草10克。

【加減變化】泛酸明顯者加烏賊骨、瓦楞子；合併出血者加止血散（由烏賊骨、白芨、參三七三味藥共研細末而成，配製比例分別為3:2:1）3～5克；神疲、氣短、乏力者加黨參、淮山藥、黃芪；胃脘熱痛拒按，喜冷飲者加蒲公英；胃脘冷痛喜按，喜熱飲者加高良薑、荔枝核；胃脘熱痛而又喜熱飲者，宜寒溫並用，加蒲公英、高良薑；伴疼痛明顯者，加當歸、桃仁、杏仁等化滯行瘀止痛。

【功效】疏肝和胃，活血止痛。

【適應症】胃、十二指腸潰瘍肝氣犯胃者。

【用藥方法】每日1劑，水煎分3次溫服。連續用藥30天為1療程，每療程後作X線鋇餐或纖維內窺鏡復查，2個療程無變化者改用其他療法。應用本方一般不用解痙止痛藥。

㊱ 李曉東，〈潰瘍湯治療胃、十二指腸潰瘍40例〉，《北京中醫雜誌》，1991，(5)：19。

【臨床療效】治療40例，其中治癒（症狀體徵消失，X線鋇餐或纖維內窺鏡檢查潰瘍癒合）26例，占65%；顯效（症狀體徵基本消失，潰瘍明顯縮小）9例，占22.5%；好轉（症狀體徵減輕，潰瘍縮小）4例，占10%；無效（連續用藥兩個療程症狀體徵及潰瘍均無變化）1例，占2%。總有效率98%。治療天數最短24天，最長90天。治癒病例中，用藥1療程者9例，占22.5%，2療程者12例，占30%。2個療程以內共占52.5%，2個療程以上龕影消失5例，占12.5%。龕影縮小13例，無變化1例。

【經驗體會】胃、十二指腸潰瘍多涉及脾、胃、肝三臟，臨床主要表現為上腹部痛，噯氣，吞酸等，常伴兩脅痛或脹，胃中嘈雜，性情暴躁，不思飲食，口乾咽燥，乾嘔呃逆等。通過觀察，潰瘍病在許多情況下，都可歸屬於中醫肝氣犯胃範疇，而引起肝氣犯胃的主要原因，又往往與肝陰不足有關。因此在臨床用藥時，必須「避剛燥」，忌剛用柔，否則更傷陰液。根據「胃喜潤而惡燥」、「肝宜養而不宜伐」的理論，自擬疏肝、清胃、活血為治的「潰瘍湯」。方中重用百合、丹參清輕平補，以益氣調中，生血，養胃陰；用白芍、甘草，意在酸甘化陰，柔肝安脾，緩急止痛。由於氣滯為本病之重要的病機，故取性平之柴胡，微涼之郁金，微溫之烏藥以疏肝解鬱，理氣和胃。久病入絡，氣滯血瘀，絡損血傷，故用丹參、郁金以活血通絡，袪瘀生新。氣鬱久之化瘀，血瘀久之生熱，故取黃連以清肝胃之熱。配麥芽消導之品，則胃氣和矣。

6.越鞠丸 [37]

【藥物組成】梔子、川芎、香附、蒼朮、神曲各12克，大黃10克，三七粉3克。

【加減變化】氣滯加木香、延胡索、枳實、砂仁、川楝子；血瘀加蒲黃、五靈脂、乳香、沒藥、桃仁、紅花；鬱熱加蒲公英、枳實、半夏、

---

[37] 李志謙等,〈越鞠丸加味治療胃與十二指腸潰瘍268例〉,《山東中醫雜誌》, 1996, (2)：67。

黃連、海螵蛸、白豆蔻；虛寒加黃芪、黨參、高良薑、吳茱萸、肉桂；寒熱錯雜加蒲公英、半夏、柴胡、丹參。

【功效】疏肝理氣，和胃止痛。

【適應症】消化性潰瘍肝氣鬱結型。

【用藥方法】每日1劑，分2次飯前20分鐘服。忌冷、辣食物，6劑為1個療程。

【臨床療效】①療效標準：治癒：臨床症狀消失，X線鋇餐檢查龕影消失，胃鏡檢查黏膜恢復正常；顯效：主要臨床症狀有很大減輕，X線鋇餐和胃鏡檢查有較大改善；有效：主要臨床症狀有一定的減輕和好轉，X線鋇餐和胃鏡檢查均有一定的改善；無效：經服藥5個療程後，主要症狀無好轉和減輕，而且有加重的趨勢，X線鋇餐和胃鏡檢查無改善甚至加重。②治療結果：治療268例，其中治癒198例，顯效29例；有效14例；無效17例。總有效率93.65%。胃潰瘍132例，治癒103例，顯效15例；有效5例；無效9例。總有效率93.17%。十二指腸球部潰瘍93例，治癒93例；顯效11例；有效5例；無效4例。總有效率95.68%。複合性潰瘍43例，治癒22例；顯效13例；有效4例；無效4例。總有效率90.69%。治療最短3個療程，最長9個療程，平均6個療程，其中胃潰瘍4～7個療程，十二指腸球部潰瘍3～6個療程，複合性潰瘍6～9個療程。

【經驗體會】胃與十二指腸潰瘍病屬中醫「胃脘痛」範疇。其病因病機或因情志失調，或因飲食所傷，或因素體脾胃虛弱。筆者經過多年臨床實踐，認為本病主要是因氣鬱所致。臨床所見病人多因七情刺激，憂思惱怒引起肝胃不和，土虛木橫，氣滯血瘀而致病。正如《素問・六元正紀大論》：「木鬱之發，民病胃脘當心而痛，上支兩脅，膈咽不適，食飲不下。」《素同・至真要大論》：「厥陰司天，風淫所勝，民病胃脘當心而痛」，亦說明本病與木氣偏差，肝胃失和有關，因此，筆者選用朱丹溪的越鞠丸加味治療本病，切中病機，收效甚好。應用本方應注意如下幾點：一是應當飯前10～20分鐘服用效果較好；二是要飲食有節，不得饑飽無常或暴飲暴食，禁食對胃刺激性大的食物；三是要調節情緒，保持心情舒暢；四是隨症加減，標本兼治，綜合調治，其效倍加。

7.松香三白飲㊳

【藥物組成】甘松、炒白朮、陳皮各15克，木香、香附各12克，瓦楞子、白芍、雞內金各30克，白芨、川楝子各10克，甘草6克。

【加減變化】伴胃脘灼熱者加黃連6克；伴兩脅脹痛者加柴胡10克；伴有噁心嘔吐者加清半夏10克，生薑3片；伴有大便乾燥者加當歸10克。治療期間停用其他藥物並忌食生冷辛辣之品。

【功效】舒肝理氣，健脾和胃，制酸生肌，緩急止痛。

【適應症】胃及十二指腸潰瘍肝胃不和者。

【用藥方法】水煎成300ml，每日1劑，日服3次，飯前半小時溫服。20劑為1療程。

【臨床療效】153例經2～4個療程治療，治癒（症狀體徵消失，X線鋇餐造影或纖維胃鏡檢查潰瘍癒合，經隨訪1年以上無復發）94例，占61.4%；有效（症狀體徵基本消失，X線鋇餐造影或纖維胃鏡檢查潰瘍明顯縮小或潰瘍進入癒合期）52例，占34%；無效（症狀體徵減輕，X線鋇餐造影或纖維胃鏡檢查潰瘍無變化）7例，占4.6%。總有效率95.4%。胃脘痛消失時間最短3天，最長7天，平均5天。

【經驗體會】胃及十二指腸潰瘍為臨床常見病，據有關資料統計表明其發病率為10～20%。中醫認為本病病機與肝脾胃等臟腑功能失調關係密切，或情志不遂，肝氣鬱結；或暴食暴飲；或肝鬱化火，灼傷胃絡；或遇寒冷，氣機不暢，胃氣不降，不通則痛；或陰寒內盛，中陽不運，寒凝氣滯，日久則氣滯血瘀；或痰濁內生而發此病。臨床見症常以氣郁

㊳ 趙學東，〈松香三白飲治療胃及十二指腸潰瘍153例〉，《安徽中醫學院學報》，1996，(2)：18。

不舒，肝胃失和多見。臨床觀察，大多患者均有程度不同的情志不遂、急躁易怒等表現，這同現代醫學精神因素可以誘發本病或使本病加重的認識相吻合。筆者依據《內經·舉痛論》「百病生之於氣」和《丹溪心法》「氣血沖和萬病不生，一有怫郁諸病生焉，故人身諸病多生於鬱」的觀點，從調理氣機出發而自擬松香三白飲。方中甘松、木香、香附、川楝子舒肝理氣止痛；白朮、雞內金、陳皮健脾和胃；白芍、甘草柔肝緩急止痛；白芨消腫生肌；瓦楞子制酸散瘀。現代藥理研究證實，陳皮、雞內金具有促進消化液分泌，排除消化道積氣，有抗炎、抗潰瘍的作用；白芍能抑制動物胃酸分泌，促進消化性潰瘍的癒合，與甘草的有效成分有多方面的協同和增效作用，二者有鎮痛、抗潰瘍、抗炎的效能；木香能緩解胃腸平滑肌痙攣，具有鎮痛作用；白芨可在胃內形成一定厚度的膠狀膜，對潰瘍面有較好的保護和治療作用；瓦楞子有明顯的吸附胃蛋白酶和中和胃酸的作用。諸藥合用，使肝舒脾健，胃和氣暢，痛止瘍消而取理想之效，對大便潛血陽性患者收效明顯。其次，對胃及十二指腸潰瘍患者除給予正確的藥物治療外，還需使患者經常保持良好的精神狀態和恰當的飲食，這也是鞏固療效、儘快康復的重要方面。

8. 疏肝理脾湯 [39]

【藥物組成】柴胡6克，白芍15克，枳殼10克，黃芪20克，炒白朮10克，桂枝6克（後下），陳皮8克，炙甘草6克。

【加減變化】有出血者加炒蒲黃10克煎服，田三七粉沖服；兼見脾胃虛寒者加炮薑8克。

【功效】疏肝理脾。

【適應症】胃及十二指腸潰瘍肝鬱脾虛型，症見胃脘部脹痛隱痛或痛連兩肋，或饑餓痛甚，食納欠佳，甚則大便黑，纖維胃鏡檢查確診。

[39] 廖雲娥，〈疏肝理脾湯治療胃及十二指腸潰瘍臨床觀察〉，《湖南中醫藥導報》，1997，(2～3)：96。

【用藥方法】每日1劑，水煎服。30天為1療程，服藥期間忌煙酒，辛辣厚味。

【臨床療效】經2個療程治療，痊癒（胃脘痛止，纖維胃鏡檢查潰瘍面癒合）36例；好轉（胃痛緩解，次數減少，纖維胃鏡檢查提示潰瘍面縮小1/3以上）32例。總有效率100%。

【經驗體會】筆者在臨床中觀察到，胃十二指腸潰瘍病主要機理是肝鬱與脾虛，肝鬱是標，脾虛是本，所以該方取柴胡、白芍、枳殼、陳皮疏肝理脾，緩急止痛；取黃芪、白朮、桂枝、炙甘草健脾補虛，以達到肝鬱得以疏泄，脾胃得以健運，而疼痛自止，潰瘍面得以癒合。筆者在臨床中觀察到，該病早期多表現為肝鬱脾虛並重或以肝鬱為主，疼痛緩解後，多表現為脾虛為主，因此在臨床上靈活掌握。

9.芍甘海貝蒲朮湯 [40]

【藥物組成】芍藥50克，白朮15克，甘草30克，海螵蛸50克，浙貝母12克，蒲公英60克。

【功效】健脾和胃，柔肝緩急止痛。

【適應症】胃潰瘍肝胃不和者。

【用藥方法】水煎服，每日1劑，分早晚2次服用。

【臨床療效】 治療38例，其中痊癒（主要臨床症狀消除，胃鏡檢查潰瘍癒合）28例，占73.64%（其中1療程痊癒者16例，2療程痊癒者12例）；有效（主要臨床症狀減輕，潰瘍面縮小）9例，占23.67%；無效（主要臨床症狀無好轉，潰瘍面未縮小）1例，占2.63%。總有效率為97.37%。

【經驗體會】胃潰瘍是常見病，多發病，反覆發作常可併發胃穿孔。中醫認為本病多由精神和飲食等因素造成，肝旺脾（胃）弱是造成潰瘍的主要因素。肝旺會發展成肝胃不和及肝脾不和，肝旺本身會灼傷肝胃

---

[40] 高連江等，〈芍甘海貝蒲朮湯治療胃潰瘍38例療效觀察〉，《浙江中醫學院學報》，1997，(6)：16。

之陰液，長期的肝胃及肝脾不和，必然造成脾胃虛弱。病在胃，實關於肝，肝為剛臟，體陰用陽，宜柔養而不宜克伐，故方中重用芍藥養肝之體，滋肝之液，平肝之旺；白朮健脾強胃實中焦，增強胃氣納穀助運；甘草健脾胃益中焦，與芍藥相伍則和裏緩急止胃痛，與白朮相配則健胃實脾助運化，使脾強胃健自然木不能侮土，可謂探本求源；海貝散止酸止血止痛，收斂潰瘍面，能直達病處，癒合潰瘍，促使胃黏膜再生；蒲公英甘能健胃，苦能清熱，清胃而不傷胃，能直接殺滅幽門螺旋菌。藥理研究報導：芍藥具有抗潰瘍作用，對大鼠應激性潰瘍有預防作用，芍藥及甘草甲醇提取物兩者在抑制胃液分泌方面有協同作用。甘草含有甘草甜素、甘草次酸衍生物、甘草鋅等有效成分，有抗潰瘍作用。海螵蛸含碳酸鈣80～85%，殼角質6～7%，可作制酸劑；蒲公英注射液試管內對金黃色葡萄球菌耐藥菌珠和溶血性鏈球菌有較強殺菌作用。在胃潰瘍治療中用蒲公英主要針對幽門螺旋菌，要因人而宜，劑量適當大些。

10.柴胡二芍湯 ㊶

【藥物組成】柴胡10克，郁金10克，黃芩12克，佛手10克，白芍15克，赤芍12克，丹參15克，茯苓12克，陳皮6克。

【加減變化】若胃脘熱痛拒按，喜冷飲者加梔子15克；胃脘冷痛喜按，得熱則解者加乾薑10克；泛酸明顯者加烏賊骨20克；神疲氣短者加黨參12克，山藥15克；痛如針刺者加桃仁12克，紅花10克；大便秘者加火麻仁18克；嘔噁者加生薑10克，枳殼10克。

【功效】疏肝健脾，養胃通絡，益氣補中。

【適應症】胃、十二指腸潰瘍氣滯者。

【用藥方法】水煎服，每日1劑。治療過程中，需調適情志，忌食辛辣，禁暴飲暴食。

㊶ 楊素蘭，〈自擬柴胡二芍湯治療胃、十二指腸潰瘍〉，《河南中醫藥學刊》，1998，(2)：18。

【臨床療效】經治67例，治癒49例；好轉14例；無效4例。治療後52例作X線鋇餐造影復查，45例正常；5例潰瘍面減小；2例無變化。

【經驗體會】胃、十二指腸潰瘍病因大體可歸納為「精神因素」和「飲食因素」兩方面。憂思惱怒傷肝犯胃，胃失和降；或飲食不節致脾胃損傷，則氣機阻滯而疼痛。氣滯日久，必見血瘀，則疼痛加重。本病主要由肝、脾、胃功能失調所致。柴胡二芍湯方中取微寒之柴胡，微涼之郁金，微溫之佛手、陳皮以疏肝解鬱，理氣和胃；久病入絡，氣滯血瘀，故用赤芍、丹參以活血通絡，祛瘀生新；氣鬱久而化火，血瘀久而生熱，故用黃芩以清解肝胃之熱；久病致虛，當以補之，故用養血柔肝，緩急止痛之白芍，益脾利濕之茯苓。

11. 潰瘍安煎劑 ㊷

【藥物組成】白芨20克，枳實10克，海螵蛸20克，香附10克，白芍20克，延胡索10克，黃芪20克，製沒藥10克，甘草10克。

【功效】行氣止痛，活血化瘀，收斂制酸。

【適應症】肝氣鬱滯之胃潰瘍。

【用藥方法】每日1劑，水煎分2次口服。

【臨床療效】治療83例，結果臨床治癒（症狀完全消失，胃鏡見潰瘍面消失或瘢痕形成或X線鋇餐透視龕影消失）69例；有效（症狀完全消失或明顯好轉，經上述檢查潰瘍面縮小1/2以上或胃鏡下潰瘍進入癒合期）11例；無效（達不到上述標準）3例，臨床治癒率83.13%。總有效率96.38%。

【經驗體會】本病病因多由情志不舒和飲食所傷引起。情志不暢，傷及於肝，肝氣鬱滯，橫逆犯胃，胃失和降；肝氣乘脾，脾失運化，濕濁內生或濕濁化熱，濕熱上泛，胃氣上逆則吞酸，如《醫家心法・吞酸》：「凡是吞酸，盡屬肝木曲直作酸也。……又有飲食太過，胃脘填塞，脾

㊷ 吳學勤，〈中西醫結合治療胃潰瘍83例〉，《廣西中醫藥》，1999，(6)：7。

氣不運而酸者，是怫鬱之極，濕熱蒸變，如酒缸太熱則酸也，然總是木氣所致。」肝氣鬱滯，氣滯血瘀而致胃脘痛。自擬潰瘍安煎劑方中香附、延胡索行氣止痛，延胡索兼以活血；白芨質黏而澀，為收斂、止血、消腫、生肌之良藥；海螵蛸收斂止血、制酸；黃芪益氣健脾；枳實消積瀉痰以通痞塞；沒藥具有活血化瘀、止痛、消腫、生肌之功；白芍緩急止痛；甘草緩急定痛。現代實驗表明：延胡索的主要成分生物鹼，有抗潰瘍，抑制胃酸分泌，降低游離酸度及總酸度的作用。白芨具有抗菌作用，服用後還可在胃黏膜表面呈高度黏性形成保護膜，促進潰瘍癒合。海螵蛸含大量碳酸鈣，可中和胃酸，修復潰瘍面。黃芪不僅能促進潰瘍癒合，還可以提高機體免疫力。枳實對胃平滑肌有興奮作用，可促進胃排空，減少食物對潰瘍面的刺激。甘草含有效成分生胃酮，可抑制胃蛋白酶，促進胃黏膜上皮細胞的更新和黏液生成，保護胃黏膜，防止H^+回漏，促進潰瘍癒合。現代藥理實驗表明：黃芪、沒藥、香附、白芍、枳實能抑制幽門螺旋桿菌生長，而幽門螺旋桿菌是潰瘍病的主要致病因素之一。

㈢濕熱阻胃型

1. 海螵蛸牡蠣散 [43]

【藥物組成】海螵蛸、煅牡蠣各32克，茯苓15克，黃柏、白朮、元胡、川楝子各10克，黃連、木香、甘草各6克。

【功效】清熱健脾，活血止痛。

【適應症】消化性潰瘍屬濕熱型患者，症見胃脘脹痛，以進食後2～3小時尤甚，伴灼熱感，嘈雜吞酸，腹脹納差，口乾苦，胸悶善太息，大便不爽，舌苔黃膩，脈弦數。

【用藥方法】水煎服，每日1劑，早晚分服，食宜清淡，忌辛辣涼，

[43] 張相智等，〈海螵蛸牡蠣散治療潰瘍病103例〉，《四川中醫》，1987，(1)：29～30。

慎避風寒，安心靜養。

【臨床療效】治療103例患者，其中痊癒68例；顯效16例；好轉18例。總有效率96.1%。

【經驗體會】本方海螵蛸、煅牡蠣味鹹微溫，收斂制酸止痛；黃連、黃柏清熱除濕；茯苓、白朮健脾益氣；木香、元胡、川楝子理氣活血止痛；甘草和中緩急，諸藥相輔相成，均從「通」字出發，以奏良效。

2. 加味清中湯 [44]

【藥物組成】黃連、山梔各6克，陳皮、半夏、茯苓各4.5克，甘草3克，草豆蔻3克（後下），木香6克（後下），甘松6克，白芨、田三七各1.5克，烏賊骨10克。

【加減變化】胃熱明顯加川貝粉；氣鬱明顯加蘇梗、麥芽；血瘀明顯田三七增量（可加至4.5克）；脾虛明顯加白扁豆。

【功效】清中和胃，理氣止痛。

【適應症】十二指腸球部潰瘍胃熱型。

【用藥方法】每日1劑，水煎分2次服。

【臨床療效】治療83例，其中治癒8例；顯效33例；有效25例；無效17例。總有效率79.5%。

【經驗體會】消化性潰瘍患者平素都有肝鬱脾虛的基礎，當潰瘍活動時則多表現為胃脘灼痛、嘔噁嘈雜、噯氣泛酸等鬱熱夾濕為主，兼見胃熱、氣滯、血瘀、脾虛等症狀。筆者尊崇吳鞠通「中焦如衡，非平不安」之說，以《醫學統旨》的清中湯為主加味，用黃連、山梔清胃和中，兩藥苦寒共抑細菌生長而消除胃黏膜水腫；白芨、烏賊骨性黏苦澀，直達胃膜，消腫生肌、制酸止痛而修復瘍面；田三七化瘀生肌消腫止痛；陳皮、半夏、甘草、草豆蔻加甘松、木香燥化中濕、理氣和胃，既制烏芨

[44] 伍德娜，〈加味清中湯治療消化性潰瘍83例臨床分析〉，《福建中醫藥》，1996，(1)：2。

之黏澀礙胃，又防連梔之苦寒傷中；甘草補益脾氣，清中和胃又緩急止痛。全方寒溫相適，升降並調，營陰兼顧，虛實同理，共奏清中和胃、理氣止痛、祛瘀生新之用。本法治療活動期的消化性潰瘍，其作用似與改善胃攻防因數平衡失調，保護胃黏膜屏障有關。

3. 加味芍藥甘草湯 ㊺

【藥物組成】白芍15克，炙甘草5克，黃連5克，薑半夏9克，陳皮9克。

【加減變化】脾胃虛寒加炮薑6克，吳茱萸2克；熱盛便秘者加黃芩12克，大黃6克；脾胃氣虛加黨參、淮山藥、茯苓各12克；腹痛甚者加延胡索15克；脘腹痞悶加厚樸、枳殼、大腹皮各12克；濕重者加蒼朮9克，薏苡仁12克；噯氣頻頻、嘔噁甚者加旋覆花、代赭石各12克；納呆、食穀不化者加雞內金9克，炒穀麥芽各30克；泛酸者加服瓦楞子15克，煅海螵蛸30克。

【功效】清熱化濕，理氣和中，緩急止痛。

【適應症】十二指腸球部潰瘍濕熱型。

【用藥方法】水煎服，每日1劑，分早晚2次服，21天為1個療程，服藥期間禁忌煙酒，忌食油膩辛辣之品。

【臨床療效】35例患者治療1療程後，13例臨床治癒（胃脘疼痛，噯氣泛酸、腹滿痞悶等主要症狀消失，經纖維胃鏡檢查，潰瘍面癒合），占37%；13例有效（臨床主要症狀明顯減輕或好轉，經纖維鏡檢查，潰瘍面縮小，炎症好轉），占51%；4例無效（臨床症狀無改善），占12%。總有效率為88%。

【經驗體會】芍藥甘草湯出自於《傷寒論》，仲景立方旨在用於虛人外感，誤用桂枝，汗出之後，陰陽兩虛之症。筆者通過臨證實踐引伸其

㊺ 俞仰光等，〈加味芍藥甘草湯治療十二指腸球部潰瘍35例〉，《吉林中醫藥》，1997，(6)：7。

義，將之加味用於治療十二指腸潰瘍，療效頗為滿意。加味芍藥甘草湯中白芍、甘草酸甘合而化陰以養陰柔筋，緩急止痛；黃連苦寒燥濕；半夏化濕和胃降逆，合用以調理脾胃，辛開苦降，疏利氣機；陳皮理氣和中。諸藥合用具有清熱化濕，理氣和中，緩急止痛之功效，臨證辨證中當陰陽虛實等審慎詳辨，用藥時需隨症加減，則收效甚捷。

㈣瘀阻胃絡型

1. 癒潰靈 [46]

【藥物組成】隴馬陸（全粉）20克，甘草100克，丹參100克，白芍40克，元胡（醋製）60克，三七40克，白朮40克，木香40克，香附（醋製）100克。

【功效】理氣活血化瘀。

【適應症】消化性潰瘍氣滯血瘀者，症見胃脘疼痛不適，泛酸，嘈雜等。

【用藥方法】上藥共製100片，每片含生藥0.72克，每次5片，每日3次。

【臨床療效】治療125例。總有效率83.2%。

【經驗體會】中醫認為消化性潰瘍，係由脾胃虛弱，或由虛生寒；或寒鬱化熱，寒熱夾雜；或熱久傷陰，胃陰不足；或肝氣鬱結，脾虛氣滯，損傷胃絡，氣滯血瘀，久積而病。其主要病機乃是氣滯血瘀。本方主藥隴馬陸性辛溫，破積聚，療寒熱痞結；甘草性甘平，健脾益氣，清熱解毒，調和諸藥；伍以三七、元胡、香附活血鎮痛；丹參、白芍活血化瘀；木香、白朮健脾消食，行氣寬中。服本藥後，胃氣得降，脾氣得升，瘀血得活，痞結得散，胃脾皆安，潰瘍可癒。因此，本方是針對潰

[46] 普長生等，〈愈潰靈治療消化性潰瘍的近期療效觀察〉，《中西醫結合雜誌》，1986，(8)：460。

瘍病氣滯血瘀之病機，採用通降之法，而投以的理氣活血化瘀之劑。從現代醫學觀點看，隴馬陸內含大量碳酸鈣，可中和胃酸；甘草內有甘草甜素（甘草酸），有抗炎、抗過敏、抗乙醯膽鹼及增強黏膜抗力，促進潰瘍癒合之生胃酮樣的作用；三七對血管有舒縮作用，並能縮短凝血時間，具有較強的止血作用；元胡主要含生物鹼、延胡索甲素、乙素，均有鎮痛作用。

2. 加味烏貝散 [47]

【藥物組成】烏賊骨50克，大貝母50克，生白芍50克，生甘草50克，乳香30克，沒藥30克，參三七粉30克。

【功效】化痰散結，通瘀止痛。

【適應症】消化性潰瘍瘀血內阻者，症見上腹部疼痛，反覆發作，遷延難癒，舌質偏淡，或有瘀斑，瘀點，苔白微膩，脈緩或沉緩。

【用藥方法】將上藥混合碾末約250克左右，裝入空心膠囊，每粒重約0.5克，每日服3次，每次6粒，飯前2小時溫開水沖服，25～30天為1療程。

【臨床療效】117例患者經過1～2個療程治療，其中痊癒（疼痛消失，飲食增加，體重上升，胃鏡檢查潰瘍癒合）87例；好轉（臨床症狀消失，胃鏡檢查潰瘍由活動期轉為癒合期，或潰瘍縮小2/3以上）21例；無效（疼痛減輕，飲食增加，胃鏡檢查潰瘍無明顯好轉，食後胃脘飽脹噯氣症狀未減）9例。治癒率77%，好轉率16%，無效率7%。

【經驗體會】加味烏貝散方中烏賊骨配貝母制酸止痛，化痰散結；白芍配甘草養胃和中，緩急定痛；乳香、沒藥既可通瘀止痛，又可收斂生肌，促進潰瘍癒合；參三七具有行瘀通絡、止血止痛的雙重特點。潰瘍伴出血者可化瘀止血，無出血者可通絡止痛，無論新久內外、寒熱虛實之瘀痛出血均可應用。經臨床運用證實，此散劑有使藥物有效成分不

[47] 王宗連等，〈加味烏貝散治療消化性潰瘍117例〉，《四川中醫》，1987，(1)：27。

易丟失，人體亦容易吸收，且有服用方便的優點。

3.胃瘍生肌散 [48]

【藥物組成】血竭60克，孩兒茶150克，參三七60克，生石膏、白芨各300克，川黃連60克，白芍300克，甘草150克。

【加減變化】胃酸多加烏賊骨、吳茱萸；噯氣頻作加柴胡、枳殼。

【功效】活血祛腐，生肌斂瘡，消炎止痛。

【適應症】胃十二指腸潰瘍瘀血型。

【制法】先將生石膏放在電爐上直接火煅（切勿用市售之石膏粉，因煅不熟者較多），其餘藥物分別用文火或烘箱烘乾，集上諸藥研粉過120目篩，裝瓶備用。

【用藥方法】飯前半小時用熱水或蜂蜜調成糊狀吞服，每次20克，每日3次。服後食道部似有乾澀及物黏附緊束之感屬正常反應，勿飲開水。服用期間停止全部西藥，上藥為1料，服30天為1療程，3～6個療程後檢查胃鏡。

【臨床療效】治療92例，其中痊癒（主要症狀消失，胃鏡檢查潰瘍面癒合）45例，占48.6%；好轉（主要症狀明顯減輕或基本消失，胃鏡檢查潰瘍面縮小1/2以上）37例，占40.2%；無效（臨床症狀無改善，胃鏡檢查無改變或擴大）10例，占10.9%。無效的10例中，有5例因潰瘍面較大，懷疑有惡變，轉外科手術治療。術中證實5例潰瘍面均有肉芽組織生長，2例潰瘍中心覆蓋著黃白色藥粉末，揭之難去，黏附在肉芽組織上，說明上藥有促進潰瘍面癒合的作用。

【經驗體會】本病以脘腹疼痛為主要症狀，相當於中醫「胃脘痛」，因其胃鏡檢查見潰瘍，又屬「瘡」之範疇。如清代唐容川曰「瘡者，血所凝結而成者也。」故瘀血是潰瘍的主要病理基礎之一，瘀血證多在脾虛

[48] 楊林，〈胃瘍生肌散治療胃十二指腸潰瘍92例〉，《遼寧中醫雜誌》，1987，(8)：13。

氣滯基礎上產生，一旦瘀血形成後又會反過來阻礙氣機，使氣滯脾虛加重；瘀又可致熱（即潰瘍面滲出，壞死，使炎性感染發生），故潰瘍病的病理特點為脾虛、氣滯、血瘀三者互為因果，終致血瘀，故消除瘀血是主要措施。

胃瘍生肌散中用煅石膏生肌斂瘡；血竭收斂止血消腫，減少膿性分泌物，加速創面癒合；孩兒茶、黃連清胃消炎，並可阻止胃酸、膽汁侵蝕潰瘍面；三七活血化瘀，生新定痛，改變潰瘍局部拘急痙攣；白芨含膠質，覆蓋潰瘍面，起保護創面作用，以利於肉芽組織生長；芍草緩急止痛，並含芍藥甙及甘草甲醇有解痙止痛，保護潰瘍生肌作用。

藥用粉末取其可黏附在胃黏膜及潰瘍面上，被局部直接吸收，發揮作用。服後飲開水則降低了藥物膠質性及黏附性，可影響療效。此藥對外科體表頑固性潰瘍效果亦頗佳。但對慢性淺表性胃炎效果不夠顯著，切勿濫用。

4. 活絡效靈丹 [49]

【藥物組成】當歸15克，丹參15克，乳香15克，沒藥15克。

【加減變化】脾胃虛寒者加黃芪、白芍、桂枝、炮薑、甘草；嘔吐清水者加吳茱萸、半夏；四肢逆冷者加附子；心下有水聲者加二陳湯；肝鬱氣滯者加柴胡、白芍、甘草、香附、枳殼、陳皮、川楝子、代赭石；肝胃鬱熱者加陳皮、青皮、白芍、丹皮、山梔；泛酸加黃連、海螵蛸；口渴加生石膏、知母、花粉；吐血較重者加生赭石、三七；陰虛者加生地、玉竹、沙參、寸冬、石斛；食少納呆者加焦三仙。

【功效】活血化瘀止痛。

【適應症】瘀血型潰瘍病。

【用藥方法】每日1劑，以水煎至500ml，早晚2次分服。其症狀消

[49] 王天慶，〈活血化瘀法治療瘀血型潰瘍病四十例報告〉，《黑龍江中醫藥》，1990，(4)：23。

失後，改用香砂六君子湯加赭石、海螵蛸、乳香、沒藥、元胡、焦三仙、厚樸、枳殼等，用蜜製成丸劑，每日2次，每次2丸，以鞏固療效。

【臨床療效】在40例患者中，痊癒（連續服藥2個月，症狀消失，食慾增加，經X線檢查胃及十二指腸球部無異常，隨訪2年以上未見復發）36例。治癒率為90%；有效（服藥後胃部疼痛明顯好轉，其他症狀亦有不同程度的減輕，經X線檢查胃及十二指腸球部未見好轉）2例。總有效率為95%。無效（服10劑以上，症狀無好轉）2例。

【經驗體會】胃及十二指腸潰瘍病，《靈樞經》中已有記述：「中脘穴屬胃，隱隱痛者，胃脘痛也。」《景嶽全書》則更詳細地描述了該病的症狀：「嘈雜一症，或作非饑，似辣非辣，似痛非痛，而胸膈懊惱，莫可名狀，或得食而暫止，或食已而復嘈，或兼噁心，或兼見胃脘作痛。」因久病必淤，故臨床多有血瘀疼痛的特點，因此，臨床選用了張氏活絡效靈丹一方，重在活血化瘀，乳香、沒藥通絡止痛，同時，照顧兼症，臨床加減，經治療，治癒率為90%。總有效率為95%。因此，活血化瘀法為主治療瘀血型胃及十二指腸潰瘍病，臨床效果滿意，取得了藥到病除的效果，但必須辨證準確，才能取得顯著的療效。

5.二白枳元散 ㊿

【藥物組成】枳實、白芍、白芨各30克，元胡20克，甘草10克。

【加減變化】寒凝氣滯者去白芨，加高良薑、蓽茇各10克，香附15克；飲食積滯者去白芨，加焦三仙各28克，炒內金10克。

【功效】理氣散積，緩急止痛，收斂止血。

【適應症】胃、十二指腸潰瘍氣滯血瘀者，症見胃脘脹痛或刺痛，噯氣，泛吐酸水，納差，大便或結或溏，倦怠乏力。

【用藥方法】水煎服，每日1劑，15劑為1療程。

【臨床療效】治療84例，其中痊癒（胃脘痛消失，飲食恢復正常，

㊿ 杜玉龍，〈二白枳元散治療胃脘痛84例〉，《陝西中醫》，1990，(11)：491。

精神營養狀況明顯好轉，隨訪半年以上未復發）44例；顯效（疼痛消失，飲食增加，其他情況有所好轉）20例；好轉（疼痛緩解，飲食增加，其他表現無改變）16例；無效（病情無改變或加重）4例。總有效率95.2%。

【經驗體會】胃脘痛是臨床中常見的一種病證。病位雖在胃，而與肝、脾的關係至為密切。本病多因情志失和，飲食不節，精神緊張與疲勞引起；久則氣鬱化火，寒熱挾雜或氣病及血，漸至脾胃陽虛，或肝胃陰虛，挾痰、挾瘀、挾滯。脾胃運化功能受到損害，氣血運行受阻而致。二白枳元散是在芍藥甘草湯和枳朮湯的基礎上加減化裁而成，方中以枳實理氣消積，化痰除痞；芍藥養血柔肝，緩急止痛；白芨收斂止血，生肌；元胡活血理氣止痛；甘草補脾益氣，緩急止痛，調和諸藥。全方溶理氣散積，緩急止痛，收斂止血於一爐，故對各種原因引起的胃脘痛均能取得桴鼓之效。

6. 七連烏芨散 [51]

【藥物組成】廣三七、黃連各50克，烏賊骨、白芨各100克。

【加減變化】寒甚加吳茱萸；熱甚加黃芩、大黃；便秘加首烏；腹脹加枳實；納差加白朮、砂仁；瘀血重者加丹參、元胡。

【功效】活血化瘀，消腫止痛，斂瘡生肌。

【適應症】消化性潰瘍屬瘀血阻絡或脾胃鬱熱者，症見胃脘疼痛，噯氣，泛酸等。

【用藥方法】上藥共研細末，每次5克，早晚空腹服。1個月為1療程。

【臨床療效】治療180例，其中痊癒158例；好轉19例；無效3例。總有效率98.3%。療程最短1個月，最長9個月。

【經驗體會】胃脘痛皆由氣機失調，升降失常，以致瘀阻不通而成。以瘀滯居多，有病邪阻滯、肝氣鬱結、氣機不利而致瘀；胃陰不足或胃

[51] 張示祿，〈七連烏芨散治療胃脘痛180例〉，《陝西中醫》，1992，(8)：339。

火熾盛使津血煎熬而致瘀熱互結；脾胃陽虛，寒邪客胃，脈絡失溫而使血運失常致寒瘀互結；病理關鍵在於瘀。七連烏芨散方中廣三七有散瘀止血、消腫定痛作用，破瘀不傷正，止血不留瘀，筆者用以治療胃脘痛，屢試屢驗；黃連能清熱燥濕，瀉火解毒；伍白芨收斂止血，消腫生肌；烏賊骨收斂制酸，消瘀斂瘡。諸藥共奏活血化瘀、消腫止痛、斂瘡生肌之功。且研末沖服，圖其緩效，不用重劑伐無辜，長期服用，對胃潰瘍、急慢性胃炎均有良效。

7.潰瘍清丹 [52]

【藥物組成】大黃、黃芩、枯礬、五倍子、延胡索。

【功效】理氣活血化瘀。

【適應症】十二指腸潰瘍氣滯血瘀型。

【用藥方法】每次服2～3克，每日2次，於早飯前和晚睡前1小時各以白開水送服。治療期間停用其他藥物，禁忌刺激性食物，避免過勞。

【臨床療效】治療80例，其中臨床治癒（自覺症狀消失，潰瘍面癒合，胃黏膜正常）48例；顯效（自覺症狀明顯減輕或消失，潰瘍面顯著縮小、變淺，苔變薄或大部分脫落）18例；有效（自覺症狀改善，潰瘍面略縮小或變淺）9例；無效（自覺症狀無改善，潰瘍面與治療前比較相同或擴大）5例。

【經驗體會】潰瘍清丹的主要成分有大黃、黃芩、枯礬、五倍子、延胡索，現代藥理研究證明前4味藥對多種細菌都有不同程度的殺菌或抑菌作用，可能與潰瘍有關的幽門螺旋桿菌對其也有敏感性。五倍子、枯礬、大黃能凝固潰瘍表面的蛋白質，形成一層被膜，而呈收斂作用；用時小血管被壓迫收縮，血液凝結而奏止血功效，因此也能阻止或減少胃酸等攻擊因數對潰瘍面的刺激。中醫認為消化性潰瘍的病機是脾運化

[52] 楊占文等，〈潰瘍清丹治療十二指腸球部潰瘍80例觀察〉，《中國中西醫結合雜誌》，1994，(3)：152。

失職，濕熱內蘊，腐灼胃絡，邪氣聚結，氣滯血瘀，脈絡阻澀，久凝久痛而化腐。大黃不僅能除胃腸內的積滯，清除濕熱，改善胃腸道環境，而且與延胡索相伍加強活血化瘀之功，促進血液循環，消除病灶充血水腫，改善局部營養供應，利於潰瘍癒合。虛寒證體質虛弱，元氣不足，不能耐受藥物的苦寒或瀉下藥力作用，使自身免疫功能下降，從而影響機體對病灶的修復能力，所以療效欠佳。

㈤統治方

1.平建湯[53]

【藥物組成】蒼朮10克，陳皮10克，川厚樸10克，炙甘草8克，酒白芍15克，桂枝6克，海螵蛸12克，龍膽草3克，吳茱萸4克，白茯苓15克，焦神曲10克，雞內金10克，元胡6克，生薑芽30克，生薑10克，大棗4個。

【功效】調肝理脾，清瀉肝火，緩急解痙。

【適應症】胃、十二指腸球部潰瘍。

【臨床療效】治療100例，其中痊癒（臨床症狀消失，鋇餐透視未再發現龕影者）91例；好轉（臨床症狀明顯改善，鋇餐透視龕影仍存者）9例。

【經驗體會】本病多因憂思傷脾，脾虛生濕；肝鬱氣滯，鬱久化火；濕熱留滯中焦故噯腐吞酸。飲食不潔，暴飲暴食，胃絡受傷則胃脘疼痛。納食減少，化源不足，榮衛虧虛，則身困無力，面色萎黃，脈沉平無力；脾虛失運，痰濕內生則舌苔薄白，平建湯由平胃散和小建中湯加味組成，方中酒白芍、桂枝、甘草、生薑、大棗、麥芽，建補中氣，緩急止痛。胃、十二指腸球部潰瘍病多有吐酸水之症，飴糖能增酸故以麥芽代者，

[53] 周擇良，〈平建湯治療胃、十二指腸球部潰瘍100例臨床實踐〉，《中醫藥資訊》，1986，(3)：16。

既可代飴糖建中又可消食健胃。蒼朮、川樸、陳皮、甘草，利氣和胃。白茯苓、大棗，建脾安神；吳茱萸、生薑，溫胃降逆；龍膽草、海螵蛸，瀉肝止酸；焦神曲、雞內金，消食化積；酒白芍、甘草、元胡，緩急止痛。全方配伍寒溫並用，苦辛相合，功補兼施，清升濁降，故用其治療本病不論偏寒、偏熱、氣鬱、食積，或虛或實等諸型皆能取得較好的效果。

2.（馬氏）潰瘍片 [54]

【藥物組成】烏賊骨2.5克，元胡0.8克，烏藥0.3克，白芨0.6克，天仙子0.1克。

【功效】解痙鎮痛，制酸和胃。

【適應症】消化性潰瘍，尤其是十二指腸潰瘍，症見胃脘疼痛，反酸，腹脹等。

【用藥方法】上藥共研細末，混合均勻，製成片劑，每日3次，每次6克，6週為1療程。

【臨床療效】治療115例（其中有6例未檢查），治癒80例；好轉27例；無效2例。總有效率為98.2%。龕影和潰瘍面消失80例，消失率占73.4%；好轉27例，好轉率24.8%。

【經驗體會】潰瘍片中之烏賊骨，含有磷酸鈣、碳酸鈣、膠質、有機質等，性味鹹微溫，有中和胃酸的作用，而其膠質和有機物質與胃液作用後，可在瘍潰表面形成保護膜覆蓋在潰瘍面上，可達到收斂止血、止痛的作用；元胡，性味辛苦溫，有行氣、止痛、活血化瘀的作用，含有多種生物鹼，其中左旋延胡素乙素，其鎮痛作用尤為明顯，還能抑制胃液分泌，對胃酸過多的潰瘍病者有十分良好的效果；烏藥性味辛溫，有溫中散寒、行氣止痛作用，對於脾胃氣滯引起的胃脘痛效果較好；天仙子，近代醫學研究屬於鎮痛劑，含有莨菪素、阿托品等，能解除平滑

[54] 馬授等，〈馬氏潰瘍片治療消化性潰瘍115例〉，《陝西中醫》，1987，(7)：303。

肌痙攣，臨床上常與烏藥合用治療胃腸痙攣引起的疼痛有顯效；白芨、性微寒味苦甘，具有收斂止血、消腫生肌功效，含有黏質等，其膠黏性使血中黏滯性增加，而能促進血液之凝固，達到止血的目的。諸藥合用具有解痙、鎮痛制酸、收斂上血，保護潰瘍面、促進黏膜修復，抑菌消炎等作用。通過臨床觀察，本藥能迅速控制症狀並能促進潰瘍面癒合，對潰瘍病具有較好的療效。少數病人服藥後有便秘、口乾的感覺，服用番瀉葉等緩瀉藥，可以自行緩解。少數療效差的病人，劑量增至每次9克，每日3次，收到較好的療效。

3. 潰瘍康湯 [55]

【藥物組成】烏梅炭（研末沖服）6克，黃芪、延胡索各10克，黃連2克，廣木香、枯礬、三七粉各3克。

【加減變化】伴脾腎虛寒，四肢欠溫，輕者加桂枝、乾薑、川椒，重者加桂、附、高良薑；面色萎黃不澤，短氣乏力，頭昏心慌者加當歸、黨參；胃腑陰虛內熱或胃熱熾盛，舌紅而乾，脈數者，加沙參、麥冬、石斛、丹皮或王女煎；食滯者，加焦三仙、雞內金；氣血瘀阻，見胃脘刺痛，舌暗有瘀斑者，加失笑散、九香蟲；肝氣鬱結，見胃脘脹痛連脅，呃逆，苔薄白，脈弦者加香附、柴胡、佛手、蘇梗；有鬱熱者，加川楝子、山梔、左金丸；脾虛失統，吐血或便血者加大黃粉、白芨粉、韭菜汁、地榆炭、童便；兼暑濕者加藿香、佩蘭、苡仁、蔻仁。

【功效】止血活血，斂瘡癒瘍。

【適應症】胃、十二指腸潰瘍，症見胃脘隱痛，泛酸，噯氣，噁心，食欲不振，黑便等。

【用藥方法】每劑煎取藥液300ml，分3次遠食服下，1月為1療程。

【臨床療效】治療30例，其中顯效（臨床症狀體徵消失，經胃腸鋇餐造影或胃鏡檢查，潰瘍完全癒合）20例，占67%；有效（臨床症狀體

[55] 孫繼武，〈潰瘍康湯治療胃、十二指腸潰瘍30例〉，《陝西中醫》，1988，(4)：149。

徵明顯減輕，潰瘍病灶有不同程度縮小，或臨床症狀體徵減輕不明顯，但潰瘍癒合，或多個潰瘍面癒合一部分）6例；無效（潰瘍依然、臨床症狀體徵不減）4例。總有效率為87%。

【經驗體會】筆者認為此病多因醇酒炙煿、饑飽勞倦失常，七情火鬱，復外感寒氣，使熱濁之氣填塞胃脘，胃中清氣下陷，營氣因而不從，逆於胃內，日久胃內發生狀似瘡瘍病變，與外科瘡瘍無異，唯內外之分耳。若瘡瘍日久，腐蝕胃內脈絡，脈絡受傷，則出現吐血或便血。胃內鬱熱或胃火熾盛者，吐血居多，脾虛失統者，以便血為著。方中烏梅，載明礬云：「斂金瘡止血，燒枯用之，能解毒定痛，去腐肉，生新肉」；三七為瘡瘍要藥，取斂瘡止血，祛腐生新之效；佐黃芪益氣、托瘡生肌，配黃連清熱解毒；伍延胡、木香行氣止痛。諸藥配合，以收斂瘡癒瘍之效。本方用於臨床，既能斂瘡生新，又能止血活血，有止血而不留瘀，斂瘡而不致血滯的優點。實踐證明，潰瘍病並出血，早期使用止血之品，血雖能止，止後易發，以本方治之，則瘡癒血止，癒而永固；夫「諸痛補氣」為丹溪之明訓，而本方選用黃芪，旨在使氣血通達，營氣充和於胃，潰瘍自無不癒之理，況其生用而量輕，又與木香相配，絕滯之弊矣。

4.乾薑黃芩黃連人參湯[56]

【藥物組成】乾薑15克，黃芩、黃連、木香各10克，黨參25克。

【功效】調肝和胃，行氣止痛。

【適應症】消化性潰瘍，症見上腹疼痛，噯氣反酸，遇精神刺激，飲食不當或寒冷季節則復發，明顯壓痛，拒按，舌淡，苔薄微黃，脈虛數。

【用藥方法】水煎服，每日1劑。

【臨床療效】治療消化性潰瘍56例，療效滿意。

【經驗體會】本方中乾薑辛溫散寒，以降低脾中凝聚之陰寒，促脾

[56] 毋亮，〈乾薑黃芩黃連人參湯治療消化性潰瘍〉，《四川中醫》，1989，(7)：27。

為胃敷布津液；芩、連苦寒泄熱消炎，降低胃中積熱；佐木香行氣導滯止痛，使胃氣下降；人參扶正氣。溫清並用，補瀉兼施，使邪去正復，陰陽平衡，故獲滿意療效。

5.癒瘍湯 57

【藥物組成】乾薑6克，白芷6克，木香6克，薑黃6克，蒲公英15克，枳殼15克，牡蠣15克，陳皮15克，茯苓9克，銀花15克，桔梗9克，半夏9克，烏藥9克，白芍9克，甘草9克，檳榔12克，元參12克。

【功效】活血祛瘀，疏肝理氣，溫中散寒，生肌止痛。

【適應症】胃十二指腸潰瘍。

【用藥方法】每日1劑，水煎取500ml，分早中晚3次、飯前15分鐘溫服，10天為1療程。第1療程結束後1週作X線鋇餐造影或纖維胃鏡檢查，再繼續第2個療程，然後觀察療效。應用本方期間，停用其他藥物，忌食生冷辛辣及一切植物油，多食豬肉及豬油為宜。

【臨床療效】治療98例，其中治癒（症狀體徵消失，X線鋇餐造影或纖維胃鏡檢查潰瘍癒合）64例，占65.3%；有效（症狀體徵基本消失，X線鋇餐造影或纖維胃鏡檢查潰瘍明顯縮小或潰瘍進入癒合期）31例，占31.6%；無效（症狀體徵減輕，而X線鋇餐造影或纖維胃鏡檢查潰瘍無變化）3例，占3.1%。總有效率為96.6%。其中第1個療程治癒33例（胃潰瘍19例，十二指腸潰瘍11例，複合性潰瘍3例）。臨床主要症狀（上腹部疼痛）消失時間最短5天，最長13天，平均9天。

【經驗體會】一般認為胃十二指腸潰瘍病因病機或因情志不遂，肝氣鬱結；或肝鬱化火，灼傷胃絡；或暴飲暴食；或遇寒冷，氣機不暢，胃氣不降，不通則痛；或陰寒內盛，中陽不運，寒凝氣滯，日久則氣滯血瘀；或痰濁內生為此病。臨床見症常虛實兼見，寒熱並存。筆者以寒熱互用以調陰陽，苦辛並進順其升降為治療總則，自擬癒瘍湯治療胃十

57 邱希昌等，〈癒瘍湯治療胃十二指腸潰瘍98例〉，《河北中醫》，1990，(2)：1。

二指腸潰瘍，集活血祛瘀、疏肝理氣、制酸生肌、溫中散寒、清熱解毒、化痰解痙止痛諸法於一方，取得了較好療效。本方對於伴有出血者效果也較滿意。31例大便潛血陽性者，均在服藥後3～4天大便潛血實驗轉陰。在服用癒瘍湯過程中，病人可能出現不同程度的頭暈、噁心、不思飲食及全身乏力等症狀。不需任何處理即可自行消失。本組無效3例均因出現上述症狀而終止服藥所致。

6.龍牡三白湯 [58]

【藥物組成】龍骨、牡蠣、白芍、白芨、白芷、枳殼、黃芪、當歸、龍眼肉、百合、甘草。

【加減變化】寒邪偏重者，酌加香附、乾薑、肉桂、吳茱萸；反酸甚者，可加烏賊骨、瓦楞子、左金丸；肝氣犯胃者，加木蝴蝶、九香蟲、刺蝟皮；肝胃鬱熱者，加丹皮、梔子；陰虛者，加生地、石斛、麥冬；脹甚者，加徐長卿、甘松、青陳皮；痛甚者，加香櫞、延胡索；食積者，加焦三仙、雞內金、萊菔子；瘀血者，加三七、失笑散；出血者，加三七、烏賊骨、仙鶴草、雲南白藥。

【功效】補中益氣，緩急止痛，斂瘡生肌。

【適應症】胃潰瘍。

【用藥方法】每日1劑，水煎服。

【臨床療效】20例患者中1月內痊癒（臨床症狀消失，理化檢查恢復正常）4例；2月內痊癒9例；顯效（症狀明顯減輕，理化檢查基本好轉）5例；有效（症狀減輕，理化檢查有所好轉）2例；無效（症狀及理化檢查於治療前後均無變化）4例。

【經驗體會】龍牡三白湯具有補中益氣，緩急止痛，斂瘡生肌，利血氣，養陰血，安心神，制酸，除脹，止血等作用，與胃潰瘍之病機相

[58] 喬世舉等，〈自擬龍牡三白湯治療胃潰瘍20例〉，《實用中醫內科雜誌》，1991，(3)：24。

合。值得一提的是，本病之善後調理頗為重要。另外，筆者用此方加減治療十二指腸潰瘍，亦獲佳效。喻嘉言提倡「病千變，藥亦千變」。故臨證之時，不可拘泥於一法一方，仍須靈活權變，方能中的。

7.胃痛方 59

【藥物組成】甘松、香附、白芍、炙蝟皮各9克，良薑、吳茱萸各4.5克，煅瓦楞子、蘇梗各12克，黃連1.5克，金橘餅3個。

【加減變化】外寒誘發者，易蘇梗為蘇葉；挾食加穀麥芽；熱重減吳茱萸，重用黃連；泛嘔痰多加清半夏、陳皮；鬱怒痛劇或兼脅痛加郁金、青皮；嘔血加伏龍肝；便血加炮薑；體倦納差加黨參、白朮。

【功效】溫中散寒，和胃降逆止痛。

【適應症】胃與十二指腸潰瘍。

【用藥方法】水煎，每日1劑。

【臨床療效】86例經治1個月，潰瘍癒合，症狀消失，並於1年內未見復發者40例；潰瘍癒合，症狀基本消失，半年內未復發者35例；潰瘍略見癒合、症狀改善者6例；無效者5例。總有效率為94%。

【經驗體會】胃痛方為沈仲理治療消化性潰瘍之經驗方。根據本病久痛不已、經年不癒、喜溫喜按等特點，故多以脾胃虛寒論治。然沈老認為：「其證雖多屬虛寒，然疼痛之作總由肝木橫逆，克犯脾胃所致，故其痛雖喜溫喜按。但見證又有挾氣、挾食、挾熱、挾痰及挾濕之異，且厥陰之肝，以血為體，以氣為用，內寓相火，體陰用陽，為病每寒熱錯雜，陰陽並見。故辨治之要，當權衡虛實，寒熱兼顧，陰陽並調，不可概予溫補。」針對其合併出血的特點，沈老告誡：「妄投參、芪則鬱遏氣機，非但出血不止，反可致胃痛加劇。」故方以良薑、香附溫中散寒、理氣止痛；黃連、吳茱萸、白芍和胃降逆，益陰泄熱；煅瓦楞子、甘松鎮

59 蔣正文等，〈胃痛方治療胃與十二指腸潰瘍86例〉，《浙江中醫雜誌》，1992，(2)：64。

痛制酸；蚓皮斂澀止血、通絡止痛；蘇梗、橘餅疏肝理氣、益脾開胃。全方雖以攻邪為主，但攻中寓補，散中有收，是以因證施用屢見效應。足見沈老立方工穩，經驗獨到。

8. 複方潰瘍合劑 [60]

【藥物組成】黃芪、黨參、蒲公英各20克，白朮、白芍、元胡、煅瓦楞子、海螵蛸各15克，柴胡、枳殼各12克，炒大黃、炙甘草各10克。

【功效】溫脾清胃，疏肝培土，理氣活血，清熱消炎。

【適應症】消化性潰瘍，症見胃脘隱痛或脹痛，喜溫喜按，心下痞滿，噯氣泛酸，心煩口苦。

【用藥方法】每日1劑，水煎2次，取汁300ml，分3次口服。

【臨床療效】34例患者，經服藥1療程後，胃脘疼痛消失30例，以服藥2週後疼痛消失者較多，胃痛消失率為88.2%。

【經驗體會】消化性潰瘍中醫無此病名，但據本病的疼痛部位來看，可歸屬於「胃脘痛」範疇，病位在胃。其發病原因主要由於七情刺激、飲食勞倦，導致肝鬱脾虛、氣滯血瘀、陰陽失調，久而成病。臨床以胃脘隱痛或脹痛，喜溫喜按，心下痞滿，噯氣泛酸，心煩口苦，大便乾或時溏時乾，舌淡紅、苔黃白相間或黃膩，脈弦細或滑數等寒熱錯雜表現多見。而現代醫學認為其發生與胃酸胃酶的消化作用密切相關。因此，肝鬱脾虛、氣滯血瘀、寒熱錯雜及胃酸胃酶共同決定著潰瘍病的發生、發展與消退過程，它們之間是互相聯繫。故治療本病就必須採取溫脾清胃、疏肝培土、利氣活血、清熱消炎、制酸抑酶等並行之法；另外，胃屬六腑，以通為用，以和降為順，故治療還須緊緊抓住胃的這一特點，聯用通腑和胃之法。複方潰瘍合劑就是根據此原則而制定，方中黃芪、黨參、白朮、炙甘草補中益氣以溫脾；柴胡、白芍、枳殼配甘草疏肝和胃、理氣解鬱；炒大黃、蒲公英清熱消炎、祛腐生肌以達清胃之用，尤

[60] 金濤，〈複方潰瘍合劑治療消化性潰瘍34例〉，《陝西中醫》，1993，(1)：10～11。

其是蒲公英清熱力強又無苦寒伐胃之偏，乃治胃炎之妙品；而白芍、甘草相配則酸甘化陰，不僅緩急止痛，還可防止他藥傷伐胃陰；元胡活血祛瘀、利氣止痛；煅瓦楞子、海螵蛸制酸抑酶、收斂生肌止血。全方合用不僅正虛得復，肝鬱得疏，瘀血得化，寒熱得除，使胃腑安和通降，而且炎症消除，胃酸得制，胃酶得抑，故病乃癒。

9.胃潰瘍方 [61]

【藥物組成】黨參12克，炒白朮12克，白茯苓15克，黃芪30克，西砂仁3克，佛手花6克，海螵蛸30克，延胡索12克，生草5克，錫類散0.6克，珠黃散0.6克。

【功效】清熱和胃，祛瘀生肌，理氣止痛。

【適應症】胃潰瘍。

【用藥方法】共研粉吞服，每日3次，每次3克，2週為1療程。本方亦可將前九味藥加水煎服，而錫類散和珠黃散按上述劑量比例沖服。以14帖為1療程。

【臨床療效】治療40例，結果治癒（自覺症狀消失，出血止，隨訪1年無胃痛及上消化道出血，提示潰瘍癒合）34例，占85%，其中服藥1療程治癒17例，占42.5%，服藥2療程治癒8例占20%，服藥5療程治癒9例占22.5%；好轉（自覺症狀改善，出血止，提示潰瘍縮小）好轉6例，占15%。

【經驗體會】對本病的診治，西藥著眼於「病」（潰瘍病灶），中醫著眼於「證」（證候）。從臨床觀察可見，有活動性潰瘍的患者均有不同程度的胃脘痛、腹脹、噯氣、吐酸、納差，重病人會出現消化道出血，如便血、嘔血。在「病」上共同表現球部、胃黏膜明顯充血、水腫，局部血運障礙，供血不足，從而潰瘍面形成；在「證」上往往出現有胃熱、

[61] 沈新時，〈自擬胃潰瘍方治療40例潰瘍病臨床總結〉，《上海中醫藥雜誌》，1994，(9)：33。

脾虛、血瘀、氣滯等症狀。為此，治療本病宜採用清熱和胃、祛瘀生肌、理氣止痛的原則。本方有抑制細菌生長，減弱攻擊因素，增強黏膜防禦機能的作用，從而促進潰瘍面的癒合。連芨湯中以白芨30克為主藥，生肌止血消腫，癒合潰瘍面；黃連10克清熱燥脾濕，抑制細菌生長，消除黏膜局部水腫；海螵蛸制酸止痛，生肌癒合潰瘍面，防止氫離子返浸，對黏膜起重要保護作用；珍珠層粉清熱收斂，去腐生肌，癒合潰瘍面；田七活血化瘀止血，消腫止痛，改善全身微循環，增強潰瘍面局部營養，消除局部的炎症水腫；甘草補脾益氣，清熱解毒，緩急止痛，調和諸藥起抑菌和促進潰瘍面癒合作用。全方寒熱相調，苦辛並用，脾虛加香砂六君湯補脾益氣，增強機體抵抗力，以促進病灶癒合。

10.抗炎癒消散 [62]

【藥物組成】烏賊骨60克，貝母30克，白芨30克，三七30克，瓦楞子60克，金鈴子30克，苡米60克，雞內金30克。

【加減變化】肝氣犯胃加元胡30克，佛手30克；寒熱錯雜加蒲公英60克，薄荷30克，黃連30克；脾胃虛弱加黃芪60克，甘草60克；氣滯血淤加大三七用量，配紅花、白芍、川芎；脾胃陰虛加麥冬30克，山藥60克，沙參30克，烏梅30克；便秘腹脹加葶藶子30克，大黃20克，玄參60克。

【功效】疏肝和胃，活血化瘀，健脾益氣，生肌止痛制酸。

【適應症】胃、十二指腸球部潰瘍。

【用藥方法】上方加痢特靈60粒、甲硝唑60粒，烘乾碾為細末裝瓶備用。每次5克（1小匙），用溫開水空腹送服，早晚各1次，有不適感加生薑水送服，連服1療程（40天）。療程完後10天檢查1次，不癒再服第2療程，半年後再檢查1次，治療期間停用其他一切藥物，禁食煙酒、

[62] 蔡英劍，〈抗炎癒消散治療胃、十二指腸球部潰瘍186例〉，《中國中西醫結合脾胃雜誌》，1995，(1)：36。

辛辣等刺激物，保持情態舒暢，避免過勞。

【臨床療效】⑴療效標準：臨床治癒：胃脘痛、喘氣、吐酸、嘔噁、納差、脹滿等自覺症狀及體徵消失，胃鏡顯示潰瘍面癒合或留有瘢痕，胃黏膜正常無明顯水腫，X線鋇餐顯示龕影消失或有鈣化點；顯效：胃脘疼痛脹滿、喘氣、吐酸、嘔噁等自覺症狀與體徵明顯減輕或消失，胃鏡與X線鋇餐顯示潰瘍面基本消失或顯著縮小（一般在50%以上），其色變淺；有效：自覺症狀及體徵有所改善或時有發生，胃鏡與X線顯示潰瘍面縮小50%以上；無效：自覺症狀及體徵無改善，胃鏡與X線顯示潰瘍面縮小不足50%，與治療前大致相同或擴大。⑵治療結果：治療十二指腸球部潰瘍107例，治癒89例（占83.4%）；顯效11例（占10.2%），有效5例（占4.7%）；無效2例（占2.8%）。總有效率98.1%。胃潰瘍71例，治癒58例（占81.7%）；顯效7例（占9.8%）；有效4例（占5.6%），無效2例（占2.8%）。總有效率97.1%，二者總有效率97.6%；痊癒率82.5%，其中伴中度炎症93例，痊癒81例（占87.1%）；顯效6例（占6.5%）；有效5例（占5.4%），複合性潰瘍8例，痊癒6例（占75%）；顯效1例（占12.5%）；無效1例（占12.5%）。

【經驗體會】胃、十二指腸球部潰瘍的治療主要是在於解除症狀，促進潰瘍面的癒合、黏膜更新，預防復發和避免併發症的發生。目前中西藥治療方法較多，筆者認為單純的西醫治療主要針對症狀，直觀性太強，不利胃、十二指腸潰瘍併發症消除，單純的用中醫辨證施治方法，潰瘍創面癒合與炎症吸收較慢，加大療程期限，同時影響該病的確切診斷。採用西醫診斷手段配用中醫辨證論治方法，中西藥合用，揚長避短。中藥可針對臨床症候群發揮多功能作用，西藥可針對某些症狀發揮直接效能。「抗炎癒消散」的研製根據胃及十二指腸潰瘍的發病機理、臨床特點，運用中醫辨證理論，將疏肝和胃、活血化瘀、健脾益氣、止痛制酸、生肌托毒養陰法溶於一體，運用烏賊骨、瓦楞子、貝母制酸止痛斂瘡。

據報導，貝母有類似阿托品樣解痙作用；烏賊骨能增加大鼠胃組織cAMP的含量，可以減少胃酸對潰瘍創面的侵蝕與刺激從而緩解疼痛保護胃黏膜；配白芨、三七、元胡活血化瘀，止血生肌，斂瘡止痛。用三七配元胡祛瘀生新止痛、入肝達胃，直達病所，促水穀之海受納，氣機升降出入正常；再合白芨生肌斂瘡；蒲公英清熱解毒抑菌；黃芪扶正益氣托毒生肌，達到祛邪不傷正，收斂而不留邪，改善局部營養，抑制胃酸分泌，炎症滲出，促進組織創面修復，延緩胃排空有利於食物和抗酸藥物對胃酸的中和與稀釋；配金鈴子、佛手疏肝行氣止痛促使氣機暢達，肝胃調和；配用苡米、山藥、黃芪、甘草、麥冬在於扶正益脾養胃，促使脾氣健運，化源充足，胃受氣陰滋養，氣機升降出入正常。潰瘍病大多病程長，時間久易致脾胃氣陰受損，故健脾胃、益氣陰是治療胃潰瘍病的重要一環，再用白芨促進胃黏膜細胞的更新和黏膜的癒合，並加速胃黏液分泌，防止H^+回滲。潰瘍病日久脾胃失運，消化功能減弱，胃酸減少，加雞內金、萊菔子、白朮健脾促運消食增加胃消化酸，保護胃黏膜助消化消脹氣；再重用黃芪旨在用內托生肌法，補氣生機托毒療瘍。配西藥甲硝唑、痢特靈在於治標截病於早期並抑制幽門螺桿菌的滋生，縱觀全方共達益脾養胃、祛瘀生新、生肌斂瘡、消炎抑菌之功能。全方特點是：中西合用切貼，辨證施治巧妙，將傳統的疏肝和胃、活血化瘀、健脾益胃、理氣止痛、托毒生肌斂瘡、制酸止痛與現代醫藥的抑菌、促進胃黏膜的癒合、抑制胃酸分泌、穩定溶酶體的方法融為一體，剛柔相濟，標本兼治，相得益彰，臨床上既實用於胃及十二指腸球部潰瘍的各階段，又廣泛應用胃腸道出現的其他病症，如急慢性胃腸炎症、胃腸功能減弱、脾失健運、氣滯血瘀氣機升降、出入異常之痢疾、久泄、腹湧、脅痛、大便異常等。

11.健胃散 (63)

【藥物組成】烏賊骨3克，決明子1克，雞內金4克，延胡索2克。

【功效】理氣和胃，健脾導滯，制酸止痛。

【適應症】胃潰瘍、十二指腸球部潰瘍肝氣犯胃、濕熱阻胃、脾胃虛寒者。

【用藥方法】上藥為每次服藥量（藥物成倍擴大量，選淨，烘乾碾為細末，混勻為散劑）。每次服加入15ml蜂蜜，溫開水沖服，1日3次。早、中飯前半小時，晚睡前半小時服用。2週1療程。

【臨床療效】治療106例，其中肝氣犯胃28例，顯效18例；有效9例；無效1例；濕熱阻胃34例，顯效21例；有效11例；無效2例；脾胃虛寒44例，顯效33例；有效12例；無效9例。總顯效率59.4%。總有效率89.9%。

【經驗體會】胃脘痛又稱心胃痛、胃痛、心下痛等，是內科常見病，多因憂思惱怒，飲食不當所致。中醫根據辨證分為肝氣犯胃、濕熱阻胃、脾胃虛寒、飲食傷胃、寒邪客胃、瘀血停胃、胃陰虧虛七證型。在臨床中急性發作的胃痛多見於肝氣犯胃，濕熱阻胃；慢性胃痛多見脾胃虛寒證，治宜理氣和胃、健脾導滯、制酸止痛。方用烏賊骨燥濕制酸，收斂止血；內金含胃激素，和胃助消化；延胡舒肝行氣，活血止痛；決明子善降壅滯，「利五臟、除肝熱」；蜂蜜有抑菌保護胃黏膜之功，且能通便。健胃散在肝鬱氣滯、濕熱阻胃的病例中效果明顯，對脾胃虛寒病例功效也有七成，且對傷食有血瘀者兼而治之，因此對胃痛病例收效明顯。對於以寒證為主，陰傷本虧的病例則不在健胃散治療範圍。

12.芪朮補骨湯 (64)

【藥物組成】黃芪60克，補骨脂30克，莪朮15克，炒刺蝟皮（研

(63) 陳琳琳，〈健胃散治療胃痛106例〉，《四川中醫》，1996，(3)：34。

(64) 高自周，〈芪朮補骨湯治療消化性潰瘍120例〉，《新中醫》，1996，(3)：52。

末沖服）、延胡索、陳皮各12克，蒲公英20克，甘草6克。

【加減變化】濕熱重者加黃連或大黃；胃陰不足者加沙參、太子參；陽虛寒重加蓽茇、肉桂；泛酸加烏賊骨；黑便者加白芨；納少腹脹者加雞內金、川樸。

【功效】溫補脾腎，活血理氣，清胃化痰

【適應症】消化性潰瘍脾腎陽虛，血瘀痰凝，肝鬱胃熱者。

【用藥方法】水煎服，每日1劑，15天1療程。

【臨床療效】治療120例，結果痊癒（臨床症狀、體徵消失，龕影癒合）97例；顯效（臨床症狀、體徵消失，龕影縮小1/2以上）11例；有效（臨床症狀、體徵減輕或好轉，龕影縮小不足1/2）8例；無效（臨床症狀、體徵同前，龕影大小無變化）4例。

【經驗體會】本病病程長，且易反覆發作。葉氏曰：「胃痛久而屢發必有凝痰聚瘀。」氣、血、痰鬱而化熱。又「久病多虛」，脾胃虛弱，累及先天，或原見腎氣不足，後天失養，形成脾腎陽虛。方中黃芪、甘草益氣健脾；補骨脂溫補脾腎；莪朮活血；刺蝟皮、延胡索理氣活血，其中刺蝟皮又止血止酸；陳皮化痰理氣；蒲公英清胃熱。本方攻補兼施，寒熱並調，補不留邪，攻不傷正。

13.白玉膏 (65)

【藥物組成】白芨、黃精、百合、白芍、白芷、檳榔、飴糖、白蜜。

【功效】補脾益胃，理氣止痛，祛瘀生肌。

【適應症】胃、十二指腸潰瘍。

【用藥方法】上藥經煎煮、提純、抽濾濃縮而成，每次服用20克。每日3至4次，每4週為1療程，最長療效觀察期為3療程。

【臨床療效】治療40例，其中痊癒（主症全部消失，次症明顯減輕，

(65) 徐新保等，〈白玉膏治療胃、十二指腸潰瘍療效觀察〉，《中國實驗方劑學雜誌》，1996，(5)：44。

胃鏡檢查潰瘍面癒合，半年至1年無復發者）14例；有效（大部分主症消失或明顯改善，餘症在治療期間至半年內無逆變發展，胃鏡檢查潰瘍面縮小50%以上）18例；無效（主症與次症均無顯著的改善，胃鏡檢查潰瘍面縮小不及50%）8例。總有效率80%。

【經驗體會】本病多因脾胃氣陰兩虛，氣機升降失調所致。臨床表現有寒熱虛實之分，證型有氣滯、血瘀、食滯、虛損之別。白玉膏的藥物配伍溫涼並用，消補結合，能兼治胃脘痛的多種證型。方中黃精、百合健脾和胃、滋補氣陰；白芍斂陰和營、緩肝解痙、疏達氣機；白芨集苦澀甘寒於一體，既能收斂止血，又可消腫祛瘀生肌；白芷辛散溫通，長於散結消腫止痛；檳榔辛散苦澀，善於行氣消滯化積，兩藥須使為用，氣血雙理，既有良好的止痛效果，又可溫散方中補益收澀藥的涼膩之性；飴糖、蜂蜜性味甘溫，助黃精、百合健脾益氣治其本，助白芍調肝脾解攣緩急療其標。諸藥合用使脾氣得升、胃氣得降、標本同治。

白玉膏不僅體現了中醫的辨證施治法則，其藥理作用還與現代醫學的病變機理相符合。現代醫學認為胃、十二指腸潰瘍病是胃腸黏膜的保護因素與損傷因素失調導致的炎症潰瘍病變，特別是胃酸分泌失調或幽門螺旋菌所致。白玉膏中黃精、百合、飴糖、蜂蜜豐富的黏液質、揮發油、維生素成分能有效的保護胃黏膜，改善微循環；白芨膠漿和百合黏液質可以加速紅細胞沉降率，能縮短凝血時間，有迅速止血和促進創面肉芽生長癒合的功能；白芷醚能阻滯神經傳導，解除胃腸肌肉痙攣，鎮靜止痛效果顯著，有利於創面的修復；白芍能調節胃酸分泌，有解痙抗潰瘍的功效。方中黃精、白芍、白芷的有效成分能分別抑、殺大腸桿菌、痢疾桿菌等腸道致病菌，檳榔能迅速抑制幽門螺旋菌的神經中樞，對該菌有特異性的抑殺作用。

14.養胃生肌丸 66

【藥物組成】生黃芪30克，赤芍30克，蒲公英30克，生甘草10克，蒲黃10克，五靈脂10克，三七粉2克，黃連6克，吳茱萸10克。

【功效】益氣化瘀生肌，解毒消脹止痛。

【適應症】十二指腸潰瘍。

【用藥方法】上藥共為細末，製成水丸，每瓶20克備用。每次9克，每日3次，溫開水送服，連服8週為1個療程。

【臨床療效】治療十二指腸潰瘍59例，其中治癒（胃脘痛及其他症狀消失，胃鏡檢查潰瘍消失或僅留疤痕）45例；好轉（胃痛緩解，發作次數減少，其他症狀減輕，潰瘍面積縮小50%以上）6例；未癒（症狀無改善，潰瘍面積縮小不足50%，或無變化）8例。總有效率94.92%。胃鏡復查16例，復發3例，占18.7%。止血顯效率82.72%。總有效率93.83%。

【經驗體會】脾胃為後天之本，胃黏膜豐富的血運使黏膜上層有著高度的更新能力，以保持完整的黏膜屏障作用。各種原因導致脾胃功能虛弱，中陽不運，氣虛血滯，則黏膜血流減少，胃絡失於營養，組織缺氧，代謝功能下降，其黏膜屏障作用減弱，不足以抵抗胃酸、胃蛋白酶等攻擊因數的侵蝕而發病，也即中醫所稱氣虛血瘀，血敗肉腐。養胃生肌丸以生黃芪為主藥，意在鼓舞脾胃之氣，又能托瘡生肌，配赤芍益氣活血，緩急止痛。蒲黃、五靈脂、三七粉活血祛瘀生新；黃連、蒲公英清熱解毒，祛腐生肌；生甘草、吳茱萸和胃平肝，降逆止嘔。諸藥合用共收益氣化瘀生肌，解毒消脹止痛之功效。本方以益氣活血藥物為先導，並以數味祛瘀、解毒藥物相互配伍，顯示了標本兼治的組方原則。全方可使氣血暢順，邪有出處，陰陽協調，故療效顯著。

66 王繼弟等，〈養胃生肌丸治療十二指腸潰瘍59例〉，《山東中醫雜誌》，1997，(1)：12。

15. 潰瘍生肌湯 [67]

【藥物組成】黃芪20克，白芍15克，丹參18克，當歸12克，烏賊骨30克，煅瓦楞子20克，枳實12克，甘草6克。

【加減變化】脾胃虛弱加泡參15克，桂枝6克，大棗5枚；脾胃鬱熱加黃連12克，生地12克，丹皮12克；肝胃不和加柴胡10克，川芎10克，香附10克；胃陰虧損加麥冬15克，沙參15克，生地15克，石斛12克。

【功效】活血袪瘀，生肌止痛。

【適應症】消化性潰瘍。

【用藥方法】每日1劑水煎服，每日3次，2週為1療程，服藥期間戒煙酒，忌食肥膩辛辣之品，停用一切西藥。

【臨床療效】治療90例，其中近期臨床治癒（證候全部消失；半年至1年內不復發，X線鋇餐檢查或纖維胃鏡檢查，潰瘍糜爛消失）62例，占68.9%；顯效（主要證候消除，半年至1年內不復發，X線鋇餐檢查或纖維胃鏡檢查，潰瘍及糜爛明顯縮小）17例，占18.9%；好轉（主要證候基本消除，半年至1年內時有發作，但疼痛程度減輕，持續時間縮短，X線鋇餐檢查或纖維胃鏡檢查，改變不大）9例，占10%；無效（主要證候無變化，X線鋇餐檢查或纖維鏡檢查，無改變）2例，占2.2%。總有效率為97.8%。

【經驗體會】消化性潰瘍，現代醫學主要運用抑制蛋白酶製劑及胃黏膜保護劑等治療，以達抑制胃酸，緩解疼痛，解除平滑肌和血管痙攣，改善局部營養，保護胃黏膜。但上述藥物副作用較多，且復發率高，而中藥治療可以避免毒副作用，減少復發率。本病中醫臨床常見脾胃虛弱、肝胃不和、脾胃鬱熱、胃陰不足等證型。肝失調達，脾胃失調，血溢脈

[67] 羅若軍等，〈潰瘍生肌湯治療消化性潰瘍90例療效觀察〉，《貴陽中醫學院學報》，1998，(1)：12。

外，瘀血阻絡是其核心。因此，治療消化性潰瘍應從益中氣、調肝氣、補脾胃元氣、生肌化瘀、活血行氣著手，潰瘍生肌湯就是針對本病的病理機制而設，方中黃芪補元氣、益中氣，提高機體免疫功能，增強營養胃壁黏膜等作用；白芍柔肝止痛，具有保護潰瘍面及生肌作用；丹參、當歸活血化腐生肌、推陳出新、疏通胃絡、擴張血管，改善局部血液循環，維護胃黏膜充足的血液供應，促進潰瘍癒合；烏賊骨、煅瓦楞子收斂止血、制酸止痛、生肌祛濕；枳實行氣止痛、消積除痞；甘草補腎脾益氣、解痙、消炎制酸改善胃腸血液循環，諸藥合用，共奏益氣活血、去痛生肌、促進潰瘍癒合之功。但必須辨證施治，審證求因，隨症加減，才能收到滿意的效果。

16.胃潰止痛散 [68]

【藥物組成】八月劄、仙人掌、貝母、大棗。

【功效】疏肝和胃，活血消腫，理氣止痛。

【適應症】胃潰瘍。

【用藥方法】藥物配製與使用方法：將八月劄、仙人掌水煎濃縮成膏狀與大棗肉一起烘乾，同貝母共同加工成粉狀備用。每次10克，飯前30分鐘以雞湯或鮮奶100ml送服，每日2～3次，6天為1療程。

【臨床療效】30例，其中胃潰瘍10例，胃及十二指腸潰瘍20例；臨床症狀消失，X線檢查潰瘍修復26例；臨床症狀緩解，X線檢查潰瘍不完全修復者4例。痊癒占87%，好轉占13%。

【經驗體會】胃及十二指腸潰瘍是一種常見病和多發病，俗稱「心口痛」。常以口吐酸水，胃內嘈雜感，上腹部隱痛為臨床主訴症狀。患者多數不願吃大米、麵粉食品，不能吃紅薯，吃則諸症加重，喜熱，辛辣惡冷食，按壓或進熱食後痛減。此類患者約占所有胃部疾病的70%，屬

---

[68] 賈書田等，〈胃潰止痛散治療胃潰瘍30例效果觀察〉，《中國中醫藥資訊雜誌》，1998，(5)：42。

於氣滯寒凝稽留傷胃所致。療程較長，甚至罹病終身。治療用藥以溫中健脾，理氣止痛為主。每次用藥只能對症治療緩解症狀，使其痊癒的方藥目前尚未發現。而本方以疏肝和胃、活血消腫、理氣止痛為原則，治療30例胃及十二指腸潰瘍患者，效果顯著，無明顯毒副作用，5年隨訪均未發現復發病例。

17.加味柴胡桂枝乾薑湯 [69]

【藥物組成】柴胡12克，桂枝6克，乾薑6克，黃芩12克，白芨15克，天花粉12克，救必應15克，延胡索12克，甘草6克，牡蠣（先煎）30克。

【功效】寒熱並用，辛開苦降，消痞除脹止痛。

【適應症】消化性潰瘍寒熱夾雜型。

【用藥方法】每日1劑，水煎2次，合併煎液分3次飯後口服。

【臨床療效】治療120例，結果顯效（反酸、疼痛、噯氣消失，潰瘍灶由活動期轉為瘢痕期或已消失）74例；有效（反酸、噯氣、疼痛明顯減輕，潰瘍灶由活動期轉為癒合期，潰瘍面縮小 >50%）34例；無效（反酸、噯氣及疼痛無明顯減輕，潰瘍面縮小 <50%）12例。總有效率90.0%。

【經驗體會】目前治療消化性潰瘍的西藥包括制酸（或抗酸）藥物、解痙劑、H_2受體拮抗劑、胃蛋白酶抑制劑、胃黏膜保護劑、抗菌劑（抗幽門螺桿菌類藥物）等，這些藥物均有一定的治療效果，但停藥後復發率較高。本病屬中醫的「胃脘痛」範疇，在病變過程中，寒熱夾雜是一個常見的證型，多由飲食失節失治、誤治等因素，導致寒熱互結於中焦，脾胃陰陽升降失調所致。治宜寒熱並用，辛開苦降。柴胡桂枝乾薑湯出自《傷寒論》，原治少陽受邪兼水飲內停之證。該方寒熱並用，辛開苦降，消痞除脹之效頗佳，但止痛之力似嫌不足。故筆者在原方的基礎上，加

[69] 陳麟等，〈加味柴胡桂枝乾薑湯治療消化性潰瘍120例〉，《廣西中醫藥》，1999，(5)：20。

入救必應、延胡索。方中柴胡疏肝解鬱；牡蠣鎮靜安神兼制酸止痛；桂枝溫陽通脈止痛；救必應性味苦寒，具清熱解毒、消腫止痛之功效，現代藥理研究證實其有抗菌及拮抗乙醯膽鹼引起的平滑肌痙攣作用；白芨收斂止血、消腫生肌，現代藥理研究證實其具有抗胃黏膜損傷、有明顯的細胞保護作用；延胡索其性辛溫，為行氣活血止痛要藥；乾薑辛熱溫中；且桂枝、乾薑與黃芩、天花粉、救必應等寒熱並用、辛開苦降、和中消痞。

18.寧胃煎 [70]

【藥物組成】黃芪、延胡索、白芨、海螵蛸各15克，蒲公英32克，黃連、甘草各5克。

【加減變化】氣滯血瘀型加香附12克，莪朮9克；鬱熱型加梔子9克，郁金12克；陰虛型加麥冬15克，石斛12克；虛寒型加法半夏10克，乾薑6克。

【功效】健脾清胃，理氣活血。

【適應症】消化性潰瘍。

【用藥方法】每天1劑，水煎分2次溫服。

【臨床療效】治療50例，其中治癒（症狀體徵消失，胃鏡檢查潰瘍癒合進入瘢痕期）36例，占72.0%；好轉（症狀體徵明顯減輕或基本消失，胃鏡檢查潰瘍縮小1/2以上，苔膜變薄）12例，占24.0%；未癒（症狀體徵無改善，潰瘍未縮小或較前擴大者）2例，占4.0%。總有效率96.0%。

【經驗體會】本病病機主要是脾虛胃熱，氣滯血瘀，故治療以健脾清胃，理氣活血為法。寧胃煎以黃芪補氣升清，蒲公英清熱解毒，為君藥；黃連清胃和中，海螵蛸消瘍生肌，延胡索活血化瘀、理氣止痛，上3味為臣藥；白芨生肌止血為佐；炙甘草和中養胃，調和諸藥為使。全方協同，對潰瘍的臨床主症及病機、病理改變有較強的針對性，故對不同

[70] 梁沛華等，〈寧胃煎治療消化性潰瘍50例療效觀察〉，《新中醫》，1999，(6)：20。

證型的患者以本方為基礎方加減治療均能收到較好的效果。

中醫學認為：脾胃虛弱是消化性潰瘍的發病及復發的根本因素，在消化性潰瘍的發病中，脾胃虛弱是其本，而胃熱血瘀是其標，脾虛瘀熱是其發病的重要病理環節。本方以補氣健脾、清胃活血為基礎治療原則，在此基礎上根據不同證型適當加減，切中病機，把握根本，故其對潰瘍的癒合率與雷尼替丁相近，同時能夠明顯防止潰瘍的復發。

19.益胃煎 [71]

【藥物組成】黃芪30克，黨參15克，白芨15克，元胡12克，木香10克，烏賊骨30克，三七5克，甘草10克。

【加減變化】肝胃不和加枳殼10克，陳皮10克，川楝子10克；脾胃濕熱加黃芩15克，白蔻仁10克；肝胃陰虛加沙參10克，玉竹10克；脾胃虛寒加良薑10克，桂枝10克，山藥30克，砂仁10克。

【功效】益氣健脾，收斂生肌。

【適應症】胃潰瘍。

【用藥方法】活動期服用本方，每日1劑，水煎服；恢復期用藥（黃芪30克，黨參15克，白朮10克，炙甘草6克），水煎服。第1、2週每日1劑，第3、4週隔日1劑，第5、6週服補中益氣丸，早、晚各1丸。

【臨床療效】治療60例，經30～50天治療，其中45例作胃鏡檢查，結果臨床治癒（胃鏡或X線檢查，潰瘍面已消失或瘢痕形成，臨床主要症狀基本消除）19例，占42%；顯效（潰瘍面縮小1/2以上，且臨床主要症狀大部分消除）12例，占27%；好轉（潰瘍面縮小1/2～1/3，且臨床症狀大部分明顯改善）8例，占18%；無效（潰瘍面無改變，臨床症狀也無明顯好轉）6例，占13%。總有效率87%。隨訪3年，僅1例復發，占5.3%。

[71] 劉玉秋等，〈自擬益胃煎加減治療胃潰瘍60例〉，《河南中醫藥學刊》，1999, (6): 10。

【經驗體會】本病治療方法較多，但復發率較高，療效不易鞏固。目前，控制復發是治癒胃潰瘍的關鍵，本病由於胃失和降，脾不健運而致，治當益氣健脾，收斂生肌，益胃煎方中黨參、黃芪補中益氣；木香理氣解鬱；三七祛瘀生新；白芨收斂生肌；烏賊骨收斂止血、散結、除酸；元胡止痛；甘草調和諸藥。諸藥合用，使脾能升清，胃能降濁，氣機通暢，潰瘍自癒。抗復發治療，從臨床觀察，尤其對脾胃虛寒型效果最佳。用黃芪、黨參、白朮、甘草4味藥不但控制潰瘍病的復發，而且可以強化機體，達到「正氣存內，邪不可干」的效果。

20.三合湯 [72]

【藥物組成】百合、玉蝴蝶、蒲公英、丹參各30克，檀香6克，砂仁3克，製香附、烏藥、高良薑各9克，血餘炭15克。

【功效】清泄肺胃，溫順中焦，活血化瘀。

【適應症】消化性潰瘍。

【用藥方法】1劑／天。加水500ml，煎取300ml，分2次服。1個月為1個療程。

【臨床療效】治療100例，其中治癒（自覺症狀消失，胃鏡示潰瘍癒合）35例；顯效（自覺症狀消失，胃鏡示潰瘍未完全癒合）62例；有效（自覺症狀較治療前好轉，胃鏡示病變無變化）3例；無效（自覺症狀與胃鏡示病變無變化）；1年後復發15例。

【經驗體會】消化性潰瘍是臨床上常見、多發病。目前西醫認為根除幽門螺桿菌是治療潰瘍復發的關鍵。筆者發現加用抗生素的四聯療法，復發率仍然較高，但加用中藥三合湯後，復發率明顯降低。中醫認為胃腸屬腑，腑以通為用，三合湯以「百合湯」、「丹參飲」、「良附丸」化裁而成。百合是主藥，百合性味甘平，主入肺胃，降泄肺胃鬱氣，肺氣降，胃氣和，則諸氣俱調；配以烏藥行氣疏通，散寒止痛。二藥合用既能清

[72] 周太平，〈三合湯治療消化性潰瘍200例〉，《湖北中醫雜誌》，1999，(7)：357。

泄肺胃鬱氣，溫順中焦滯氣，又能防止百合辛涼之性有礙中運；配伍丹參飲、良附丸活血祛瘀，行氣止痛。玉蝴蝶，可促進潰瘍癒合，且有補虛寬中，促進食慾之功；配血餘炭以止血，蒲公英清熱解毒，清除幽門螺桿菌效果尤佳。

21.理脾癒瘍湯 [73]

【藥物組成】白芍15克，白芨、黃芪、白朮、茯苓、蒲公英、延胡索、海螵蛸各10克，甘草6克。

【功效】健脾和胃，活血化瘀，生肌止痛。

【適應症】消化性潰瘍。

【用藥方法】每日1劑，水煎分2次服。15天為1療程。

【加減變化】胃脘脹痛、噯氣頻作屬氣滯者加柴胡、佛手各10克；痛如刀割或針刺、痛有定處、拒按屬瘀血者加三七6克，五靈脂10克；痞滿脹痛、嘈雜吐酸、心煩口苦屬鬱熱者加黃連6克，竹茹10克；胃痛隱作、食少口乾、大便乾結、舌紅少津屬陰虛者加石斛10克，沙參15克；胃痛濡綿、喜熱喜按、神疲乏力屬虛寒者加吳茱萸5克，良薑、桂枝各6克；出血者加雲南白藥1克沖服。

【臨床療效】治療86例，其中治癒（臨床症狀消失，體徵消失，檢查胃鏡癒合）70例，占81.4%；好轉（潰瘍面積縮小大於50%，或多發潰瘍之其中一個潰瘍已消失或基本消失）14例，占16.28%；無效（潰瘍面積縮小小於50%或潰瘍面積無縮小反擴大，臨床症狀可消失、緩解或無改變）2例，占2.32%。總有效率97.68%。

【經驗體會】潰瘍的形成和發展與胃液中胃酸和胃蛋白酶的消化作用有關，是胃與十二指腸黏膜的保護性因素和損害性因素失調所致。近十多年來研究發現與幽門螺桿菌的感染有關。中醫認為，潰瘍病的發生主要由於憂思鬱怒、肝木橫逆犯胃和飲食不節損傷脾胃，或平素脾胃虛

[73] 莫滚，〈理脾癒瘍湯治療消化性潰瘍86例〉，《四川中醫》，2000，(3)：29。

弱、納化功能受損、氣血運行受阻、胃絡瘀阻不通，故其病機乃本虛標實、虛實夾雜。理脾癒瘍湯方中以鹼性海螵蛸抑制胃酸分泌，白芨黏稠性高，二藥相合形成糊狀物，吸附在胃腸黏膜上，既有保護黏膜、促進潰瘍癒合的功效，又有止血作用；白芍、甘草能解除平滑肌痙攣，有鎮痛作用，且甘草能抑制胃酸分泌，從而對胃腸黏膜有保護作用；黃芪具有補中益氣、托毒生肌之功效，現代藥理研究證實，黃芪能提高機體免疫力，擴張血管改善血行，促進損傷組織修復，使受損細胞恢復活力；白朮、茯苓益氣健脾利濕，提高胃黏膜的免疫功能及抗病能力，保護胃粘膜屏障；蒲公英清熱解毒、健脾止痛，藥理研究有殺滅幽門螺旋桿菌的作用；延胡索理氣活血，行瘀止痛。經臨床驗證，以理脾癒瘍湯為基本方，結合臨床辨證加減用藥，其近期治癒率明顯提高。

22.加味半夏瀉心湯 [74]

【藥物組成】半夏、黃芩各15克，黃連、人參、烏賊骨、甘草各10克，乾薑6克，煅瓦楞子30克。

【加減變化】胃脘疼痛，遇寒加重者重用乾薑量，並酌加砂仁；胃脘灼熱重者，加重黃芩、黃連用量；便秘者，可酌用大黃；病程長，舌晦暗或舌邊見瘀點瘀斑者，加蒲黃、五靈脂、田七；舌質紅、口乾者，加花粉、麥冬；脾虛濕甚者，加山藥、扁豆。

【功效】理氣開痞健脾，清泄胃熱止痛。

【適應症】胃及十二指腸潰瘍寒熱不調型。

【用藥方法】每日1劑，水煎，分早晚空腹服用，10天為1療程，待症狀緩解後，繼續服用1～2個療程。

【臨床療效】治療26例，結果治癒（臨床症狀消失，胃腸鋇餐未見異常，隨訪半年無復發者）21例；好轉（臨床症狀基本消失，胃腸鋇餐

[74] 趙亞仁，〈辛開苦降法治療胃及十二指腸潰瘍26例〉，《成都中醫藥大學學報》，2000，(4)：54。

正常，半年內復發者）4例；無效（治療後症狀無好轉）1例。

【經驗體會】脾胃同居中焦，是氣機升降的樞紐。脾胃有病，則中焦氣機升降失常。脾寒則清陽不升，胃熱則濁陰不降，脾不升清，胃不降濁，故見脘腹脹痛。辛溫藥主宣通，辛能理氣開痞健胃，溫能宣陽散寒；苦寒藥主降泄，寒能清泄胃熱、鬱火，苦又能泄痞健胃。苦辛合用，可使中焦氣機調和。方中用黃芩、黃連之苦寒，清泄胃熱，降濁；半夏、乾薑之辛溫，理氣開痞健胃，宣陽散寒；人參、甘草、大棗補中健脾，烏賊骨、煅瓦楞子制酸止痛。諸藥合用，則使中焦痞結得開，氣機調合，而諸症得除。

二、胃炎、消化性潰瘍合併出血

1.二二〇合劑 [75]

【藥物組成】白芨45克，枯礬18克，牡蠣30克。

【加減變化】脘腹痛甚者加服失笑散；嘔吐甚難以入藥者，配服半夏竹茹液；氣虛血衰者加服獨參湯。

【功效】止血活血。

【適應症】胃炎、消化性潰瘍合併出血者。

【用藥方法】將上藥水煎成180ml，為1日量，出血量大加至300ml。病重者，配服大黃4.5～9克。

【臨床療效】治療42例，有效率100%。止血時間最短1天，最長18天，平均5.21天；大便潛血轉陰時間最短1天，最長19天，平均7.1天。

【經驗體會】急性上消化道出血，其發生多為飲食不節，情志失調，導致火盛氣逆，胃腑絡脈受傷，離經之血，或走陽絡，上為吐血，或走陰絡，下為便血。出血，就局部病位元來說，是一種異常的「動」象，

[75] 張介眉，〈二二〇合劑治療急性上消化道出血〉，《湖北中醫雜誌》，1984，(3)：36～37。

屬於「通」證，本當治以「澀」法求其「靜」。但是胃腑的生理特點以「靜」為逆，「閉」為病，所以必須佐以「動」而使之「通」，這正是本方通下祛瘀，收斂止血並用共治上消化道出血的立法基礎。在藥物的選擇上，二二〇合劑選大劑量白芨，取其質黏止血生肌，輔以枯礬可以生肌止血，收澀血流，佐以牡蠣固血之本源，可療受損之絡脈；加大黃，取其祛瘀止血，清熱止血，下氣止血之功效。現代藥理實驗證明，白芨內含白芨膠，質極黏膩，性極收澀，有收澀止血及生肌作用，並能促使紅細胞凝集，形成人工血栓而起良好的局部止血作用；枯礬能使蛋白質變成難溶於水的化合物，可用於局部創傷性出血；大黃能促進結腸蠕動，而不影響胃及十二指腸蠕動，大黃內含鞣酸，有局部收斂及縮血管作用。

2. 白雲地散 [76]

【藥物組成】 雲南白藥、白芨、地榆各等分。

【功效】 祛瘀止血。

【適應症】 胃、十二指腸潰瘍合併出血者，如吐血或黑便者。

【用藥方法】 上藥研末過篩後混合。每次3克，每日3～4次吞服。於大便潛血試驗三次轉陰後停藥。

【臨床療效】 治療100例，治療後，大便潛血試驗3天轉陰者10例，4天轉陰者47例，5天轉陰者30例，6天轉陰者13例，平均4.26天，止血有效者95例；無效5例。總有效率95%。

【經驗體會】 上消化道出血，以潰瘍病、胃炎引起者占首位。出血量多，經口吐出者，中醫稱為吐血。但多數僅呈黑便如柏油狀，按《金匱》以「先便後血」或「先血後便」，分別稱為「遠血」和「近血」。《醫宗金鑒》明確指出「遠血，血在胃；近血，血在腸。」唐容川在《血症論》中說「吐、衄、便血，其血無不離經……離經之血，雖清血、鮮血，亦

[76] 崔洪林等，〈白雲地散治療上消化道出血100例〉，《浙江中醫學院學報》，1985，(4)：26。

是瘀血。」從中醫理論分析，胃腸道出血是一種「離經之血」，離經之血不散即為「瘀血」。因此對上消化道出血，既要止血，又要祛瘀。方中雲南白藥，有止血散瘀、消腫定痛之妙；地榆性味苦酸寒，能涼血止血，含有鞣質成分，《昆明民間常用草藥》謂「治胃痛、胃腸出血」；白芨微苦微寒，有收斂止血、消腫生肌功能，含有膠質成分，多用於潰瘍腫痛、潰瘍久不收口。藥理研究表明白芨有良好的局部止血作用，其原理為使血細胞凝集，形成人工血栓。鑒於白芨、地榆含有膠質、鞣質成分，三藥合用富有黏性，藥粉直接附著於潰瘍面，可以很快形成一層厚厚的藥痂，有控制感染、消除疼痛，促進潰瘍面癒合之功效。故三藥合用止血效果較好。白雲地散止血的一個顯著特點是：每日保持大便通暢，這樣可以不掩蓋矛盾，對於出血，可以及時發現，迅速處理。同時，瀉出血後吸收熱消退快，食慾增加，也有利於血管平滑肌收縮止血。

3.白地湯 (77)

【藥物組成】白芨、地榆各20克，生地15克，生大黃7克，刺蝟皮、台烏各10克。

【加減變化】屬實熱型合左金丸；濕熱蘊蒸型加赤小豆；脾胃虛寒加白朮；陰虛胃熱型加石斛；各型痛甚者均可加九香蟲。

【功效】寧血止血，祛瘀生新，理氣止痛。

【適應症】上消化道出血，症見嘔血，黑便。

【用藥方法】水煎服，每日1劑。

【臨床療效】治療108例，其中痊癒（嘔血或便血停止，症狀完全消失，隨訪1年未復發者）69例；顯效（嘔血、便血停止，症狀基本消失或控制）24例；無效（經本方治療1個療程後，出血及臨床症狀無改善）16例。總有效率85%。

【經驗體會】白地湯方中白芨味苦性寒，性澀而收，有止血、消腫、

(77) 何耀榮，〈白地湯治療上消化道出血108例〉，《陝西中醫》，1986，(7)：297。

逐瘀、生新的功能，且澀中有散，補中有破；地榆苦酸而寒，性沉而澀，功專涼血止血，既能清降，亦可收澀，清不慮其過泄，澀不慮其壅滯，胃脘脹痛、便血、嘔血功效顯著，尤其炭化後其止血功能更佳；大黃味苦、性寒、氣香，氣味俱厚，為陰中之陰藥，其藥力沉而不浮，擅降腸胃實熱，蕩滌積垢，推陳致新，有犁庭掃穴之功，與止血藥相互為用，可防成瘀之弊；生地泄熱涼血；刺蝟皮淨血止血，降氣止痛；台烏理氣止痛。諸藥合用，止而不滯，澀中有散，清降不慮其泄，理氣不傷陰血，可收寧血止痛之功。唐容川說：「治血獨取陽明」，陽明之氣，下行為順，凡逆上者，其氣必實；《內經》：「不塞不流，不行不止」，均為治血證之大法。蓋離經之血積於胃，胃家實無疑，治必奪其實，泄其壅滯，方能降氣止逆，氣順血自止。故自擬方在涼血止血的基礎上，但以大黃瀉熱降逆，釜底抽薪，以遏其翻江倒海之勢，此即治氣也。本方雖欲止血祛瘀，卻未投猛峻之品，筆者認為猛峻之品實為削平寇盜之術，尚非撫綏之政，不可濫用。

4. 複方止血散合加味小陷胸湯 [78]

【藥物組成】複方止血散：參三七30克，大黃炭60克，白芨、烏賊骨各90克；加味小陷胸湯：全栝樓10克，製半夏9克，代赭石、太子參各20克，黃連、生甘草各5克。

【功效】複方止血散：祛瘀生新，化瘀止血；加味小陷胸湯：清熱散結，辛開苦降，益氣養胃。

【適應症】出血性胃炎症見胃脘不適，如嘈雜、泛酸、灼熱或灼痛感，噁心、嘔吐、伴嘔血或黑便。

【用藥方法】複方止血散諸藥共研細末，每次服15～20克，以粳米湯適量調和，空腹徐徐咽服，每日2～4次；加味小陷胸湯，每日1劑，濃煎為400ml，於服止血散後2小時涼服。

---

[78] 張淑人，〈中藥為主治療出血性胃炎23例〉，《陝西中醫》，1987，(7)：309。

【臨床療效】治療23例病人，其中痊癒（嘔血停止，大便隱血試驗兩次轉陰，消化道症狀消失，食慾正常，出血控制後兩週作消化道X線鋇劑造影或胃鏡檢查無異常發現）21例；好轉2例。總有效率100%。服藥後24小時止血者9例，36小時8例，4小時4例，72小時2例。平均止血時間約40小時。

【經驗體會】止血散中三七善化瘀血，止血妄行，為吐衄要藥；大黃炭直走陽明，清胃瀉火，推陳致新，化瘀止血；烏賊骨和胃制酸，祛瘀生新，收斂止血；白芨藥質黏膩，性極收澀，方書以糯米湯調服為獨聖散，配烏賊骨為烏芨散，皆為止血生肌之良劑，有祛瘀生新，化瘀止血之效。合加味小陷胸湯，清熱散結，辛開苦降，益氣養胃，與散劑合用，緩急兼顧，相得益彰。出血性胃炎屬中醫急診範疇，遣方用法須因病情因人因時因地靈活應變。一般取糯米湯調服止血散者，取其濡之。然胃陰虛者，可用生地汁、藕汁、蔗漿、茅根湯、五汁飲類調服。素脾胃陽虛者取薑棗湯。氣虛欲脫者，取獨參湯。夏日病者可取蘆根湯涼服。冬令病者取粳米湯溫服。出血量大，血壓低，有早期休克徵象者，必須配合補液、輸血。取空腹服藥，並於藥後變動體位者，使藥液廣泛吸附於胃黏膜，促進創面廣泛吸收，達到生肌止血效果。出血性胃炎屬中醫「嘔血、便血」範疇，用本法治療，僅是其常，然常中亦有變，辨證論治仍是本病的治療原則。除服用止血散；氣虛欲脫者佐以生脈散、歸芍六君湯益氣固脫，健脾養胃；血虛者合當歸補血湯、四物湯加減；肝經鬱火犯胃配以黃連溫膽，左金辛開苦降，抑肝和胃；痛甚者加白芍、枳實；嘔甚者加竹茹、陳皮、茯苓；血中有瘀塊者加丹參，黑便多者加地榆炭、槐花、側柏葉，隨症加減。

5.冰凍血愁湯 [79]

【藥物組成】烏賊骨、大黃炭各30克，苧麻根50克，生地炭、黃芩

[79] 任明，〈冰凍血愁湯灌胃治療急性上消化道出血〉，《四川中醫》，1989，(4)：17。

炭各20克，雅黃連15克。

【功效】降逆、瀉火、寧絡、止血。

【適應症】消化道出血吐血，便血，伴汗出肢厥。

【用藥方法】上藥文火濃煎，分3次煮取1000ml，置於冰箱冷凍至1～4℃，經胃管注入200ml，協助患者轉動體位，使藥液與胃各部接觸，每4小時1次。觀察48小時，未繼續出血者，即可拔出胃管，改為口服。

【臨床療效】治療85例，其中痊癒（吐血或便血停止，1週內連續3天大便隱血陰性，出血伴隨症狀明顯好轉）78例；顯效（吐血或便血停止，1週內連續3天大便隱血+～++，出血伴隨症狀改善）5例；有效（出血減少，大便潛血由強陽性降為++～+++）1例；無效（重度出血經治療24小時後無好轉，出血伴隨症狀無改善）1例。總有效率98.8%。

【經驗體會】急性上消化道出血，屬中醫「吐血」、「便血」範疇。前賢指出：「火犯陽經血上溢，熱傷陰絡下流紅。」氣逆、火炎、脈傷、血動，是導致急性出血的主因。治療當以降逆、瀉火、寧絡、止血為大法。「血愁湯」用大黃、黃芩、黃連苦寒降火直折熱勢以除血動之因；生地、苧麻根甘潤陰柔，制三黃之苦燥，滋陰養脈安絡寧血；輔以烏賊骨，取收澀之性，抑大黃過瀉之力，助諸藥止血之功。「血熱行冷則凝，見黑則止」（《證治彙補》），故大黃、生地、黃芩均炒炭用，增強其收斂止血之效。冰凍灌胃，使藥物直接作用於出血局部，令脈絡收縮，加速血凝。全方融治火、氣、血三法於一爐，內治中寓有外治，故收效尤捷。

6.清胃止血湯 [80]

【藥物組成】生大黃、丹皮、棕櫚炭、赤石脂、烏賊骨各10克，白芍20克，生山梔12克，地榆、白芨各15克，乾薑8克。

【加減變化】吐血不止為虛火上逆者，去山梔加三七粉2克（沖服），

[80] 毛長巨集，〈清胃止血湯治療消化道潰瘍大出血32例〉，《陝西中醫》，1989，(9)：394。

艾葉10克；脘脹滿悶，大便色黑，便秘，苔黃膩，脈滑數者，去乾薑，加大、小薊各15克；面色蒼白，四肢厥冷者加紅參4克，麥冬10克。

【功效】柔肝瀉火，化瘀止血。

【適應症】消化道潰瘍出血，症見嘔血或黑便，面色蒼白，四肢不溫，神志尚清。

【用藥方法】水煎濃縮50～100ml，半小時內多次頻服。

【臨床療效】治療32例，其中臨床治癒（服藥3小時內不吐者）11例；顯效（服藥3小時後吐血減輕，血量減少，加服1～3次藥後不吐血者）18例；無效（服藥1～5次後，繼續大吐血加用輸血和西醫治療者）3例。總有效率90.6%。

【經驗體會】本病屬中醫「血證」、「吐血」範疇，病因多因飲食失節，寒溫不適，脾胃乃傷而致寒濕壅結於胃絡，鬱久化熱，熱助心火，火勝則乘其脾土，致胃脘出血。本方按「宜行血不宜止血」、「宜補肝不宜伐肝」、「宜降氣不宜降火」的治療法則，採用標本兼治而立法。方中大黃能推陳致新，白芍柔肝養血，二藥合為主藥；白芨、地榆涼血止血、消腫生肌，棕櫚炭收斂止血，三藥均能輔主藥而止血；烏賊骨、赤石脂收斂止血、生肌收口，梔子瀉火除煩、清熱利濕，丹皮涼血活血散瘀，四藥寒熱並用共促輔藥以血止瘀散之功，共為佐藥；炮薑暖脾胃，止嘔血，減主輔藥之寒性。諸藥合用，共奏柔肝瀉火，化瘀止血之目的。

7.（馮氏）潰瘍片 [81]

【藥物組成】白芨、枳實、烏賊骨。

【功效】止血止痛。

【適應症】胃、十二指腸潰瘍，症見嘔血或便血者。

【用藥方法】上三藥製成片劑，每片3.6克，每次10片，每日3次，飯前溫開水送服。

---

[81] 馮楨清等，〈潰瘍片治療消化性潰瘍〉，《四川中醫》，1990，(7)：22。

【臨床療效】治療22例，胃、十二指腸潰瘍病伴出血者，結果潰瘍面癒合率96%，疼痛消失率100%。

【經驗體會】上消化道出血為潰瘍病常見症狀，它表現為嘔血和黑便。中醫認為肝胃並病，氣運血動。經曰：「陽絡傷則血外溢」、「陰經傷則血內溢」。出血既緣絡傷，而經傷不復，血自難守。故在治療過程中須安絡護膜，出血止後，膜絡猶未修復，此時護膜固絡之品尤在必選，藉此以助潰瘍之癒合。方中白芨苦、甘、澀、微寒、富有黏性，具有止血功效；枳實苦、酸、平，具有破氣消積作用，破氣力強，又能散積消痞，故能治胃脘脹痛，並能降逆止嘔；烏賊骨鹹、溫，能收斂止血，制酸止痛，對胃、十二指腸潰瘍胃酸過度，出血有較好療效。

8. 益氣攝血湯 [82]

【藥物組成】炙黃芪30～60克，黨參20克，烏賊骨、白芨片、炒當歸各15克，茯苓12克，焦白朮、花蕊石各10克，炙甘草6克。

【加減變化】口渴尿赤，舌紅苔黃，炙黃芪易生黃芪，黨參易太子參，加生大黃10～15克，川黃連3克；伴嘔血加旋覆花10克，代赭石15克。

【功效】健脾益氣攝血。

【適應症】胃及十二指腸潰瘍出血者。

【用藥方法】每日1劑，水煎分2次服。

【臨床療效】治療99例，痊癒（吐血、便血停止，1週隱血連續3次陰性）52例；顯效（吐血、便血停止，1週隱血連續3次+～++）38例；好轉（吐血、便血停止，1週隱血連續3次++～+++）6例；無效（治療1週出血不止，症狀無改善）13例。總有效率97%。

【經驗體會】上消化道出血原因頗多，筆者在臨床辨證中發現，以脾胃虛寒、氣不攝血最為常見，表現為面色恍白，倦怠無力的頭暈目眩，

[82] 郁萬先，〈益氣攝血法治療上消化道出血99例〉，《陝西中醫》，1991，(3)：111。

語言低微，舌淡脈細。遵循「虛則補之」及「有形之血不能速生，生於無形之氣」的原則，擬用益氣攝血法為治療本病的基本方法。重用黃芪30～60克，此乃甘溫補氣之上品（藥理研究證明有保護胃黏液和促進再生的作用），配四君子湯健脾攝血，當歸益氣生血，烏賊、白芨收斂止血。血溢脈外必為瘀，古有「瘀血不去新血不生，瘀血不行出血不止」之說，方中配花蕊石化瘀止血。全方共奏健脾益氣攝血之功而收補血止血、去瘀生新之效，對治療上消化道出血有良好的效果。少數病例，兼見胃熱絡傷之象，加大黃、黃連清熱瀉火，直折其勢，但宜中病即止，久服苦寒，戕傷脾胃，生化乏源，反致虛虛之弊，不可不慎。

9.康絡寧膠囊[83]

【藥物組成】三七、人參各500克，鹿茸250克，仙鶴草、白芨、烏賊骨、紫珠草、側柏葉、地榆、旱蓮草、白花蛇舌草、雞內金各2000克，蘆根3000克，阿膠、貝母各1000克。

【功效】益氣止血，養胃柔肝。

【適應症】消化道出血，症見嘔血、黑便等。

【用藥方法】上藥研細為粉，過120目篩，每日3次，每次10克。

【臨床療效】治療308例，其中治癒（嘔血、便血症狀完全消失，體溫、血象正常）39例；有效（嘔血、便血症狀明顯好轉，但亦有嘔噁，嘔吐食物偶爾帶少量血絲，亦有大便稍黑）252例；無效（症狀或血象未見好轉或加重）17例。總有效率97.7%。

【經驗體會】本方採用大劑量炒黑之三七、仙鶴草、白芨、紫珠草、側柏葉、地榆進行止血，以救出血之急；配阿膠、人參、鹿茸、旱蓮草，補氣養血扶正，滋陰固脫，養肝柔肝；伍白花蛇舌草、蘆根解毒清血、消除糜爛；用雞內金、烏賊、貝母，除胃腸之脹滿、消瘀滯以治潰瘍。

[83] 侯果聖等，〈康絡寧膠囊治療上消化道出血308例〉，《陝西中醫》，1993，(7)：301。

15味合用，異曲同功，治療上消化道出血，確有良效。

10.三七白芨湯[84]

【藥物組成】三七粉、白芨粉、生大黃粉各6克（沖），仙鶴草、煅瓦楞子各20克，枳實9克，陳皮、茯苓各15克，清半夏10克。

【加減變化】若胃脘脹痛，痛連兩脅者，加元胡、白芍、川楝子；呃逆、噫氣者，加旋覆花（包）、代赭石、黨參、郁金；胃脘部冷痛者，加蓽撥、香附、高良薑；大便色黑如漆者，加地榆炭、槐花炭；體質虛弱者，加黃芪、當歸、阿膠。

【功效】止血、生肌、散瘀。

【適應症】胃、十二指腸潰瘍出血。

【用藥方法】每日1劑，水煎2次取150ml，早晚分服。

【臨床療效】36例經治療後，臨床痊癒（出血完全控制，體徵及症狀消失）34例；顯效（出血已控制，症狀及體徵改善，胃鏡提示無出血傾向）1例；好轉（出血基本控制，症狀及體徵在程度上有所改善，但均未消失）1例。36例經治療出血完全控制（嘔血與便血消失，大便隱血實驗陰性），服藥3～4天者17例，5～7天者19例，平均止血時間為4天。

【經驗體會】胃、十二指腸潰瘍出血屬於中醫「血證」範疇，治療「唯以止血為第一要法」（《血證論》）。筆者臨床體驗，止血固屬重要，但在止血同時必須審證求因，根據輕重緩急、標本兼顧的原則辨證用藥，方能收到滿意療效。自擬三七白芨湯方中三七止血，且不留瘀；白芨收斂止血，善長於治胃出血；經藥理研究證明，二藥對局部有良好止血作用，可顯著縮短凝血時間和凝血酶元時間，對出血表面形成膠狀膜起保護作用；仙鶴草收斂止血，具有促進血小板生成，加速凝血作用；煅瓦

[84] 李靜君等，〈三七白芨湯治療胃十二指腸潰瘍出血36例〉，《河北中醫》，1994，(2)：16。

楞子制酸止痛，防止胃酸刺激胃黏膜而加重出血；枳實、茯苓、陳皮、清半夏，理氣除脹，健脾和胃。諸藥合用，具有止血、生肌、散瘀之功，且收斂不滯澀，化瘀不傷正，達到止血、祛瘀、生新的目的。其性平和，無副作用，對年高體弱者也適用。

11.葛花解酲湯 [85]

【藥物組成】葛花、白朮各15克，廣木香、青皮、陳皮、茯苓、神曲、豬苓、澤瀉各10克；白蔻、砂仁、乾薑各8克，人參5克。

【加減變化】熱重去乾薑加炒黃連6克；濕盛去白朮加炒蒼朮10克；嘔血、便血量大者可兌服雲南白藥。

【功效】清熱除濁止血。

【適應症】胃及十二指腸球部潰瘍出血。

【用藥方法】出血時服本方，上藥用溫水泡10分後，再煎30分鐘。涼服，每日1劑，每次50ml。用上方2～3天出血基本停止後再加入升血八味（黃芪、生地、熟地各30克，當歸15克，炮薑、炙甘草、附片各8克，大黃5克。每日1劑，溫服）。服藥期間禁食生、冷、辛、辣，食流質或半流質飲食。出血期間禁食，可予補液處理。出血量過多者，需輸血。

【臨床療效】治療34例，其中臨床治癒（1週內嘔血、便血停止，大便潛血陰性，臨床症狀消失，血色素上升2.5克左右者）31例；顯效（1週內嘔血、黑便停止，大便轉黃，大便潛血轉陰，臨床症狀好轉，血色素上升1.5～2.0克者）3例；無效（臨床症狀無明顯改善，大便潛血陽或弱陽性，血色素無明顯上升者）0例。平均住院天數34.5天。止血天數：2天止血者7例，3天止血者19例，4天止血者8例。

【經驗體會】消化道出血（嘔血、便血）多因脾虛不能統攝或胃腸

[85] 徐志斌，〈葛花解酲湯合升血八味治療胃及十二指腸球部潰瘍出血療效觀察〉，《湖北中醫雜誌》，1994，(6)：26。

積熱，肝鬱化火，脈絡壅滯，灼傷陰陽絡脈所致。本組病例多有飲酒史，酒性大熱有毒，損傷絡脈而出血。無論嘔血便血，久則營陰受損、濕熱滯留，多呈虛實相兼。急則治標，先用葛花解酲湯，方中葛花味甘涼，入胃經，止煩渴，重用之，除能解酒毒外，還有起陰氣、散鬱火、調整胃腸氣機的作用；佐以白蔻、砂仁芳香化濁；神曲消食；青陳皮、廣木香寬中理氣；二苓、澤瀉利水滲濕；參、朮補其氣防其偏；乾薑溫中止嘔，使其內清外解上下分消。全方無止血藥，僅從清源澄流著手，達到熱清濁除血自止的目的。升血八味從「甘草大黃湯」、「甘草乾薑湯」、「大補血湯」、「生熟地方」等方加減化裁而成，治療各類貧血療效較好，本方重在調理陽明經。《內經》曰：「中焦受氣取汁，變化而赤是謂血」，取陽明而生血。本方之妙是在大量的補氣補血藥中用一味大黃，既能防止薑附燥熱太過，又有祛瘀生新、通腑健胃的作用，故是有效的扶正補血方劑。

12. 大黃七芨散 [86]

【藥物組成】生大黃粉10克，參三七粉10克，白芨粉30克。

【加減變化】納少者，加雞內金粉10克；脘痛者，加延胡索粉10克。

【功效】活血止血止痛。

【適應症】胃、十二指腸潰瘍出血。

【用藥方法】上三味藥攪勻，每次服藥粉5克，每日3次，開水送服。

【臨床療效】服藥1～3日潛血轉陰者6例，3～6日轉陰者12例，6～12日轉陰者7例，25例全部臨床治癒。

【經驗體會】本病因血積於胃，以致絡傷血溢，乃本虛標實之證。若瘀血不去，則新血難以歸經。故用大黃、三七、白芨三藥合用，相得益彰，止血定痛，且無留瘀之患。治療胃及十二指腸球部潰瘍出血，療

[86] 陳子涵，〈大黃七芨散治療胃及十二指腸潰瘍出血25例〉，《中國民間療法》，1995，(2)：37。

效彌佳，且使用方便，實為民間服用佳方。然本方總屬急則治標之劑，血止後還須從本調治，方為徹底治療方法。

13.消炎止血散 [87]

【藥物組成】生大黃2000克，五倍子1500克，甘草1000克。

【功效】清熱祛瘀、收斂止血。

【適應症】上消化道出血。

【用藥方法】將上藥洗淨曬乾，然後分別磨粉過120目篩，分裝成小袋備用。每小袋內含生大黃2克，五倍子1.5克，甘草1克。每次1袋，每日3次，服用時以開水約30ml調勻，置涼後服下。同時，所有患者均臥床休息，如無明顯嘔血、噁心、嘔吐等症狀，原則上可以進流食、半流食，嘔吐、嘔血或噁心明顯者，禁食1～3天，按病情適當輸液；血壓過低，血紅蛋白低於60克／升，適當輸血。同時，辨證使用中藥湯劑。

【臨床療效】臨床治癒（1週內吐血或黑便停止，大便潛血試驗陰性，出血伴隨症狀明顯改變）72例，占92.3%；顯效（1週內吐血或黑便停止，大便顏色轉黃，大便潛血(+)，出血伴隨症狀有所改善）3例，占3.8%；有效（1週內出血減少，大便顏色轉黃，大便潛血試驗(++)，出血伴隨症狀略有改善）1例，占1.3%；無效（經治1週，出血不止或1週內轉外科手術治療，重症出血，經治24小時無好轉，出血伴隨症狀無改善，轉外科手術治療）2例。大便潛血轉陰天數平均為4.48±2.36天。

【經驗體會】中醫認為，上消化道出血與感受外邪、飲食不節、情志過極、勞倦過度有關，但這些因素最終可導致氣血瘀積化熱，進而灼傷胃絡而出血。故《景嶽全書・血證》曰：「凡治血證，須知其要，而血動之由，惟火惟氣耳。」因而，本方針對火熱熏灼，熱迫血行的病機，使用大黃清熱瀉火，使火瀉血止。血隨氣逆，唐容川在《血證論》指出：

[87] 漆豔平，〈消炎止血散治療上消化道出血78例〉，《遼寧中醫雜誌》，1997，(12)：548。

「未有沖氣不逆上而血逆上者……治血以治沖為要。」另外，出血之前，多有氣滯血瘀，火鬱血瘀，出血之後，離經之血亦瘀，故唐容川強調「瘀血不去，血不歸經」，「見血休止血，首當祛瘀」。大黃，不僅清熱瀉火，更為降逆平沖之要藥，又具通腑祛瘀之卓效。單味大黃瀉下力較強，常致腹瀉增多，有加重患者失水之嫌，故本方加入有收斂止血作用的五倍子與緩急和中之甘草，既加強了止血功能，又緩和其瀉下作用，共奏清熱祛瘀、收斂止血之功。止血散對胃熱、肝火、脾虛三證出血均有效。急性出血之前或出血之初，以火熱薰灼，迫血妄行的表現為主，故多見胃熱、肝火證；急性出血之後，氣隨血耗，故多見脾虛證候。出血量少，氣耗就少，脾虛證候就少；反之出血量多，脾虛徵象多，脾虛證就突出。可見所謂脾虛不攝血，在急性出血過程中，實乃熱迫血行，氣隨血耗或氣隨血脫的併發症。火熱氣逆是本，脾虛是標，消炎止血散，具有瀉火降逆，祛瘀通腑的作用，正是從根本上針對病因。故能對上消化道出血收效較好。

第二章　中醫外治療法

中醫外治療法歷史悠久，是中醫治療學的重要組成部分。外治療法即內病外取的治療方法，它包括針灸、推拿、敷貼、穴壓、穴注、穴位埋線、穴位挑刺、割筋等，通過體表腠理經絡，透達內裏，使臟腑氣機調暢，經絡流通，陰陽和協，從而達到病癒的目的。中醫外治法治療胃脘痛（包括胃及十二指腸潰瘍、急慢性胃炎、球部炎症、胃下垂、胃扭轉和胃痙攣疾病引起的胃脘痛）取得較好療效，現介紹一些臨床上用於治療慢性淺表性胃炎、慢性萎縮性胃炎、胃及十二指腸潰瘍及其穿孔等疾病的常見外治法。

一、針刺療法

處方1 ❶

【取穴】主穴：中脘。配穴：足三里，合谷。

【操作方法】電針強刺激，針半小時，間歇15分鐘。間歇時間根據腹痛情況適當縮短或延長。連續針8小時後，病人腹痛緩解，腹肌鬆弛，壓痛、反跳痛減輕，可停止針刺。電針同時行胃腸減壓及給足量抗菌素治療。一般情況下，6小時可達預期效果。48小時後可給中藥大承氣湯，病人腸鳴恢復，肛門排氣後可進流食。

【適應症】急性消化性潰瘍穿孔。

【注意事項】1.針具及皮膚嚴密消毒，以防感染； 2.做好充分的術前準備，電針6～8小時若腹痛不緩解，腹肌不鬆弛，壓痛、反跳痛不減輕或有加重趨勢，應立即中止手術； 3.病人應取半臥位，以防膈下膿腫

---

❶ 范萬生，〈電針治療急性消化性潰瘍穿孔28例〉，《中國針灸》，1990，(5)：35。

形成，液量及抗菌素量應增大，以防感染擴散，並注意糾正水電失衡；4.有休克徵象和飽食後穿孔者不宜用此法治療。

【臨床療效】臨床治癒標準：⑴腹痛減輕或消失；⑵腹部壓痛和腹肌緊張消失或右上腹僅有輕壓痛；⑶食慾恢復，大便通調；⑷體溫及白細胞計數正常。結果：治癒24例，中轉手術4例。經3個月～2年隨訪，行胃大部切除16例，發生黏連性腸不全梗阻1例，經保守治療痊癒。

【經驗體會】大網膜具有較強的防禦功能和組織修復作用。電針中脘、足三里穴位，可促進大網膜向穿孔部位移動並包裹穿孔，使感染局限、防止胃內容物繼續漏入腹腔。這一點筆者在手術中得到證實。未行電針治療的病人，大網膜包裹穿孔部位的面積和牢靠程度遠不如電針後的病人。足三里穴具有扶正祛邪作用，針刺後可使調理素明顯增加，增強白細胞吞噬作用，提高機體的抗病能力，加快腹腔滲出物的吸收和排除。電針上述穴位，具有明顯的鎮痛作用，一般電針15～30分鐘便可止痛，其鎮痛作用不亞於止痛劑，且可避免止痛劑的毒副作用和掩蓋病情，使醫者對病情發展有一確切的認識，以採取切實有效的治療方案。電針上述穴位能促進胃腸蠕動、加速胃的排空作用，使腸麻痺儘快恢復。一般在電針後24～48小時病人均可恢復腸鳴和排氣。因此可以減少胃內容物的外漏和儘快恢復消化道的生理功能，為進一步的康復奠定基礎。

處方2 ❷

【取穴】主穴：上脘、章門、胃俞、脾俞。配穴：脾胃虛寒型配足三里、三陰交；偏虛寒疼痛者取中脘、足三里，加艾條熏灸，配用黃芪建中湯加減；脾胃不和型偏火鬱者配陽陵泉、期門、大陵；偏氣滯者配足三里、行間。

【操作方法】兩組主穴交替使用。針刺手法均用提插撚轉補瀉。每日1次，每次留針30分鐘，50天為1個療程。

❷ 孫靜，〈針灸治療消化性潰瘍40例〉，《陝西中醫》，1991，(3)：130。

【適應症】消化性潰瘍。

【臨床療效】治療40例，臨床療效：基本痊癒（症狀基本消失，觀察2個月未發）29例；顯效（主要症狀消失或大部分消失，如疼痛、嘈雜、脹悶、泛酸）8例；有效（症狀有所減輕）2例；無效（症狀基本無改善）1例，有效率97.5%。胃鏡療效：痊癒（潰瘍面從胃鏡下消失或處在癒合中）12例；顯效（潰瘍面縮小1/2以上者）6例；有效（潰瘍面有所縮小，但在1/2以下者）4例；無效（潰瘍面大小與治療後相同或擴大者）8例。有效率80%。

【經驗體會】消化性潰瘍屬中醫「胃脘痛」範疇，病位雖在胃，但又與肝、脾二臟密切相關。脾胃相表裏，胃病及脾，脾胃虛弱，肝氣又可犯胃克脾。所以辨證簡分為肝胃不和與脾胃虛寒兩型。在治療上宗東垣「陰病治陽、陽病治陰」的原則，選用胃募中脘，脾募期門，從陰引陽，補其元氣配以脾胃背俞從陽治陰。肝胃不和型補胃經合穴足三里培土禦木，配肝經滎穴行間泄木安土，氣有餘便是火，火鬱者瀉膽經合穴陽陵泉，心包經原穴大陵和肝募期門；脾胃虛寒行補足三里和脾經三陰交以和胃健脾調其升清降濁，中虛有寒者，陽氣不能輸布則溫中散寒，熏灸中脘、足三里。針刺治療胃脘痛（胃炎、胃十二指腸潰瘍）不僅能改善症狀，取得滿意療效，而且從纖維內窺鏡下也顯示出針藥同用能促進潰瘍癒合作用。

處方3 ❸

【取穴】雙側足三里。

【操作方法】患者平臥位，取雙側足三里穴，用40mm毫針，以60度角度快速撚轉進針，針尖向腹部方向斜刺，深度為30mm，強刺激，得氣後接電麻儀，連續刺激30～60分鐘，頻率為200Hz，電流強度以能耐

❸ 盧燕燕，〈針刺治療十二指腸潰瘍急性穿孔24例〉，《上海針灸雜誌》，1993，(1)：25。

受為度，第1天，每隔3～4小時1次，以後每隔3～8小時1次，連續2～3天。針刺期間禁食，持續胃腸減壓，每日補液2500～3000ml加碳酸氫鈉250ml，加氯黴素、慶大黴素等，連續3～6天。

【適應症】十二指腸潰瘍急性穿孔。

【臨床療效】近期療效比較：針刺組和手術組症狀最早消失時間(即解除胃腸減壓之日為準)和開始進食時間對比；針刺組第2天就有17.3%患者開始進食，第3天達到39.0%，平均為2.24天。手術組第3天開始進食者為11%，第6天開始進食者為43%，平均為5.36天，針刺組比手術組提前3.12天。遠期療效：針刺組10例經6～10年隨訪據X線檢查結果潰瘍癒合7例，無潰瘍徵象2例，十二指腸舊潰瘍1例。手術組19例經6～10年隨訪，死亡4例，潰瘍再穿孔3例，潰瘍復發再手術12例。

【經驗體會】目前國內外對胃、十二指腸潰瘍穿孔行單純修補術仍占相當高的比例，但是採用單純修補術後，為再次手術帶來解剖困難，增加了手術的難度，而且近期療效較差，潰瘍復發率也高。針刺足三里穴，可使裂解素增加（裂解素的作用主要是裂解革蘭氏陰性桿菌和某些病毒的多醣體，使之失活)，達到抗菌和消炎作用；使體內的白細胞吞噬指數增高，網狀內皮細胞吞噬細菌和抗病毒的能力提高；加快腹腔滲出物吸收，增強機體對創傷的修補能力。

針刺治療必須注意以下問題：①胃癌可疑患者，有嚴重中毒症狀伴有休克患者，胃、十二指腸潰瘍穿孔併發出血患者，不宜作針刺治療，對這些患者應根據具體情況，採用手術治療和對症治療。②針刺治療胃、十二指腸潰瘍穿孔患者應在針刺治療過程中嚴密注意觀察病情的發展，一旦發現病情惡化，要及時更改治療方案，嚴格掌握針刺治療胃、十二指腸潰瘍穿孔的指徵是臨床採用針刺足三里穴代替單純修補手術治療的關鍵。

處方4 ❹

【取穴】針刺取足三里、三陰交、內關；拔罐取脾俞、胃俞。

【操作方法】選用32號1～3寸毫針，穴位常規消毒後，用1.5寸毫針先刺入雙側內關穴，行針待針感向雙側附部傳導時留針30分鐘。然後，取右側足三里，左側三陰交針刺。對足三里穴運用強刺激手法，待針感傳導至大腿根部時，留針30分鐘。次日仍取雙側內關穴，但足三里取左側，三陰交取右側，依次進行交叉取穴。對劇烈疼痛之實症初期患者，用多瀉少補手法，對體虛或久病患者採用少瀉多補。針刺結束後，讓患者取俯臥位，在背部脾俞、胃俞閃火法拔罐，留罐20分鐘。囑患者注意飲食。每日1次，10次為1療程。

【適應症】胃及十二指腸潰瘍。

【臨床療效】治療30例，其中基本痊癒（疼痛和龕影消失，排空時間正常）12例，占40%；顯效（龕影消失，部分症狀好轉）10例，占33%；有效（較治療前有好轉）5例，占17%；無效（治療前後無變化）3例，占10%。總有效率為90%。

【經驗體會】胃及十二指腸潰瘍屬於本虛標實、虛實夾雜之症，治療時標本兼顧，所以根據辨證運用多補少瀉或多瀉少補之手法。針刺足三里可增強腸胃蠕動功能，縮短排空時間；三陰交是肝、脾、腎經絡交會之處，針刺此穴可調節肝、腎，增強脾胃功能。臨床證實，交替取穴能收到事半功倍之效。

處方5 ❺

【選穴】主穴：陰陵泉。配穴：肝鬱氣滯犯胃者酌配太衝、三陰交；脾胃濕熱氣滯者酌配足三里、內庭；反胃者加內關；痛引小腹者加手三里。

---

❹ 皮付君，〈針刺加拔罐治療胃及十二指腸潰瘍30例〉，《中國針灸》，1996，(11)：33。

❺ 付怡，〈針刺陰陵泉治療胃痛症〉，《中國針灸》，1997，(1)：24。

【操作方法】患者正坐或仰臥，於脛骨內上髁下凹陷處取陰陵泉，以毫針直刺，得氣即可。脾虛兼胃陰虛者單側單穴刺，左右交替。其他酌情配穴雙側刺。痛輕者間日刺，重者每日刺，10次為1療程。

【適應症】胃脘痛。

【臨床療效】治療20例，其中痊癒（經治1～2個療程，疼痛完全消失，再經藥物調治除病，1年未復發者）18例；顯效（經治1～2個療程，疼痛消失，1年內偶因飲食不節等誘發有隱痛，不治自癒者）2例。總有效率100%。

【經驗體會】陰陵泉為足大陰脈所入之合穴，穴性為運中焦、化濕滯、調膀胱、祛風冷，有健脾益氣，利水行濕之功效，而胃痛之症，無論出現於何種內科雜病中，必責在脾胃。從本調治，陰陵泉合穴當能除中焦之邪而止痛。然胃痛症病因病機複雜，所以當根據病機配穴調治，病機單純者，單穴也有根治之效。

處方6 ❻

【取穴】內關—足三里，梁丘—公孫，中脘—足三里。

【操作方法】按常規取穴方法取之，每次選一組四穴，依次從上至下，自左向右的順序採用平補平瀉手法，進針得氣後留針30分鐘，每10分鐘運針1次，1次3分鐘，溫針效果更佳。每日1次，三組對穴輪換受針，2輪為1療程（6次）。

【適應症】胃及十二指腸潰瘍。

【臨床療效】21例經治1次後，上腹疼痛，反酸明顯緩解，1個療程後17例症狀體徵基本消失，2個療程後20例生活起居如常，其中2例治癒後檢查胃內窺鏡潰瘍面消失，門診隨訪1年無復發病例。總有效率達95.2%。

【經驗體會】針灸治療慢性消化系統疾病具有明顯的效果，胃、十

❻ 張巨集發，〈針刺對穴治療胃及十二指腸潰瘍21例體會〉，《針灸臨床雜誌》，1997，(8)：14。

二指腸潰瘍是消化系統常見多發病，是長期脾胃氣機失調導致各個臟腑之間失衡引起機體病變；「胃病在於養而次於治，治則在於調」，根據這一原理，筆者採用與脾胃有關的經穴配同使用，全面調養。使其恢復功能。三組對穴是利用「上下結合、臟腑結合、遠近結合」的原則選取的。輪刺三組對穴依據人體氣機運行規律決定，達到全面調養，從而使脾胃氣機均衡，臟腑合體，加上長期養胃達到治療目的。這三組對穴均具有健脾和胃功效的共性，而且各自具有寬胸理氣，降逆止吐，定心安神，解痙止痛，升清降濁，消積導滯，行氣止痛的功能。

處方7 [7]

【取穴】主穴：足三里。配穴：中脘、天樞、梁門。

【操作方法】以32號1.5寸毫針，針刺雙側足三里，得氣後接電針機，電流強度以病人可以忍受為度，每4小時治療1次，每次20分鐘。在電針足三里穴同時，配以針刺中脘、天樞、梁門穴。治療時，病人需半臥位，胃腸減壓並給抗生素治療。治療期間如出現急診手術指徵應立即終止治療。

【適應症】胃、十二指腸潰瘍急性穿孔。

【臨床療效】治療38例，其中治療成功（經過12小時治療，電針治療3次），病人腹痛明顯減輕，腹肌緊張減輕，血壓脈搏在正常範圍）35例，占92.1%；治療失敗（經過12小時治療，病人腹痛及腹肌緊張無減輕，血壓脈搏超過正常範圍）3例，占7.9%。

【經驗體會】胃、十二指腸潰瘍急性穿孔是潰瘍病的併發症之一，是外科嚴重的急腹症，有致命危險，需要緊急處理。典型的胃、十二指腸潰瘍急性穿孔表現為驟發劇烈腹痛，如刀割或燒灼樣，多為持續性痛。查體，腹肌高度緊張呈板狀，有壓痛，肺肝界可消失，腹透多見膈下游

[7] 張家如，〈針刺為主治療胃、十二指腸潰瘍急性穿孔38例〉，《遼寧中醫雜誌》，1998，(10)：484。

離氣體。在胃、十二指腸潰瘍急性穿孔的治療中，以外科手術為多見，不論是穿孔修補或是胃大部分切除，都會給患者增添許多痛苦，同時還可能出現一些手術併發症。因此，對於病情較輕的病人採取非手術療法已為人們經常採用，而在非手術療法中針灸的作用已越來越受重視，採用針刺療法後成功率提高到92.1%。針刺對胃、十二指腸潰瘍急性穿孔的治療作用有其理論及實驗基礎，足三里、天樞、梁門三穴均係足陽明胃經之穴，中脘雖屬任脈，但卻是胃的募穴。實驗證明，針刺足三里有緩解平滑肌痙攣，解除幽門梗阻的作用；針刺中脘也有使幽門開放的作用。以上四穴合用，可以調節胃腸功能，使脾胃氣血恢復正常運行，從而達到治療的目的。針刺療法在胃、十二指腸潰瘍急性穿孔的治療中起著關鍵性的作用，它可以使胃腸痙攣減輕或消除，緩解疼痛，並可使幽門開放，減輕胃的瀦留，並能促進胃腸的氣血運行，使其儘快恢復功能。

二、灸療法

處方1 ❽

【取穴】雙側足三里、雙側公孫。

【灸療方法】患者雙手自然點燃艾條，先灸雙側足三里穴20分鐘，再灸雙側公孫穴10分鐘，以患者自感溫熱為度，每日早晚各灸1次。一般15天症狀明顯減輕，待灸至臨床症狀基本消失後，用大蒜糊塗足三里穴（厚約2mm）後再灸穴，溫度比平常灸時稍熱，約30分鐘，促使足三里穴發泡，一般灸1～3次可發泡，發泡後用龍膽水塗擦局部，以防泡爛感染。

【適應症】胃潰瘍。

【臨床療效】54例患者中，除2例因特殊情況中途停止治療，其餘

❽ 田丙周等，〈艾條灸治療胃潰瘍54例〉，《實用中西醫結合雜誌》，1994，(10)：623。

52例患者療程最長者3個月，最短者2個月零10天，約在療程結束15天後做X線鋇餐透視或胃鏡檢查52例。復查結果13例已結疤痕，占24%；39例潰瘍癒合，占72%。總有效率為98%。

【經驗體會】筆者選用足三里、公孫治療胃潰瘍是在患者經中西藥治療效差，又怕針刺的情況下擬定的，因足三里為足陽明胃經的合土穴，具有溫中、散寒、解痛、止嘔、助消化、調整胃腸功能的功效，是治療各種胃病之特效穴；公孫是脾經的絡穴，入屬脾臟聯絡胃腑，並與衝脈直接相通，具有兼治脾胃與胸腹部各種疾病的作用，特別是對於胃部劇痛、壓痛、噯氣、嘔吐等症有其獨特的功效，兩穴相配共奏補中益氣，健脾和胃，寬胸利膈，行氣散鬱，制酸止痛消炎之功效。潰瘍非一日而成，總以其虛為主體，為此選用兩穴艾灸取得較好療效，但在治療此病時應注意囑患者保持心情開朗，勞逸結合，不要吃刺激性食物及吸煙喝酒，更不要吃生硬食物，患者在塗大蒜糊灸足三里穴後起水泡，泡爛後應及時消毒處理，以防感染，若感染化膿後，往往會落有永久性疤痕。

處方2 [9]

【取穴】主穴：中脘、足三里。配穴：腹痛偏左者取左足三里；腹痛偏右者取右足三里。

【操作方法】用5mm厚的生薑片覆蓋在穴位上，然後用艾條懸灸，使患者懸灸處產生灼痛或灼熱感，每次灸10～15分鐘，每日灸2次，連續治療3個月。

【適應症】消化道潰瘍。

【臨床療效】治療30例，全部治癒。大部分病例經5～10天治療後臨床症消失，個別患者需治療1月後自覺症狀緩解，3個月後檢查胃鏡，30例患者的潰瘍面全部癒合。

【經驗體會】消化道潰瘍病以上腹部疼痛為突出症狀，常伴有噯氣、

---

[9] 李成坤，〈隔薑灸治療消化道潰瘍30例〉，《中國針灸》，1997，(1)：24。

上腹脹悶等症狀，屬於中醫「胃脘痛」範疇。本組病例屬虛寒型，治療當健脾和胃、溫中散寒，因而採用隔薑灸。中脘乃胃之募穴，穴下為胃腑，有健脾益胃、理氣止痛的功效。足三里係胃經的下合穴，有健脾和胃、補虛祛寒止痛的作用。隔薑灸中脘、足三里二穴，能健脾和胃、補虛散寒止痛，治療虛寒型的潰瘍病，療效顯著，同時促進潰瘍癒合，使用本法應掌握艾灸的熱度，以溫和灸為主，避免引發灸瘡，否則影響療法的施用。

三、耳穴貼壓法

處方1 ⓾

【取穴】胃、脾、十二指腸、交感、內分泌。

【藥物】王不留行。

【適應症】消化性潰瘍，症見胃脘痞悶，嘈雜不適，泛酸，納呆。

【用藥方法】將王不留行籽貼至0.6cm×0.6cm大小的膠布中間，然後用鑷子送到耳穴敏感標記處，使王不留行籽直接刺激敏感點，貼緊膠布並稍加壓力，患者感到酸、脹或麻木，或灼熱感，每日按壓6～10次，1週後更換至對側耳穴，連用28天為1療程。

【臨床療效】治療72例，治癒44例，好轉26例，無效2例。總有效率97.2%。

【經驗體會】消化性潰瘍屬於中醫「胃脘痛」的範疇，中醫學認為「耳為宗脈之所聚」、「十二經脈上絡於耳」，依據整體觀念及臟腑經絡、腧穴相互聯繫，相互絡屬的理論，全身疾病大致在耳廓都有其相應的穴位敏感分佈區，對於胃脘痛的患者，通過刺激相應穴位的病理反射區或敏感點，能夠調節激發臟腑經絡的功能活動，從而使脾胃功能得以調理，由於本病潰瘍一旦形成，其修復癒合卻需要一個較長的過程，臨床病程

⓾ 穆緒超，〈耳穴貼壓法治療消化性潰瘍72例〉，《陝西中醫》，1993，(1)：31。

較長，且易復發，患者常多方求醫，雜藥亂投，更損傷脾胃之功能。因此，對臨床患者一方面要耐心接受治療，另一方面要節制飲食，不亂用藥物。此法既經濟又簡便易行，且無毒副作用，療效滿意。

四、穴位注射

處方1 [11]

【取穴】第一組：胃俞、足三里；第二組：脾俞、足三里。

【藥物】選用每毫升含生藥50克的當歸注射液。

【功效】調氣活血。

【適應症】十二指腸潰瘍，症見脘腹疼痛，腹脹，噯氣，泛酸，噁心等。

【用藥方法】以普通注射器加注射針頭，刺入穴位有酸麻感出現後再將當歸注射液快速推入，每個穴位每次注入1～2ml。兩組穴位每四週交換1次，每日注射1次，左右側交替進行。

【加減變化】腹痛明顯可加中脘穴。

【臨床療效】治療43例，其中痊癒36例；顯效5例；無效2例。總有效率96%。

【經驗體會】十二指腸球部潰瘍屬於中醫「胃脘痛」範疇，以上腹部疼痛為臨床主要表現，其主要病機為氣血瘀滯，不通則痛。當歸性味甘、辛、溫，歸肝、心、脾經。具有補血，活血，止痛，潤腸的作用。《本草綱目》指出：當歸「治頭痛，心腹諸痛，潤腸胃，筋骨，皮膚，治癰疽，排膿止痛，和血補血。」其辛散溫通之性，具有調氣活血的作用，故長於治療氣血凝滯，脈絡不和之腹痛、脅痛。當歸穴位注射，通過經絡反射和經絡循行途徑迅速並持續作用於相應器官產生療效，同時通過

[11] 黃東俗，〈當歸注射液穴位注射治療43例十二指腸球部潰瘍〉，《雲南中醫雜誌》，1988，(2)：36。

神經系統與神經體液對機體的作用，激發其抗病能力，產生綜合性的療效。本治療方法具有操作簡便，費用低廉，療程較短，症狀改善明顯，食慾增進等優點。

處方2 ⓬

【取穴】主穴：雙側足三里、中脘、胃倉（右）、脾俞（右）。配穴：腹脹配陽陵泉；噁心嘔吐者配肩井、內關。

【藥物】2ml(0.2g)甲氰咪胍用生理鹽水稀釋至5ml。

【操作方法】注射方法，用5ml注射器抽吸2ml (0.2g)甲氰咪胍，再抽取生理鹽水稀釋至5ml、以4號針頭刺入消毒好的選定穴位，待有酸、麻、脹感後將藥液慢慢推入，每穴1ml左右，每次選擇3～4個穴位，每天1次，14次為1療程。

【適應症】胃、十二指腸潰瘍。

【臨床療效】治療50例，其中治癒（臨床症狀消失，胃或十二指腸鋇餐透視或內窺鏡檢查龕影消失或潰瘍而癒合者）40例，占80%；顯效（疼痛消失，食慾增加，鋇餐透視或內窺鏡檢查龕影縮小，潰瘍面近癒合者）6例，占12%；好轉（疼痛明顯減輕，食慾增加，反酸症狀消失）2例，占4%；無效（經2個療程（1個月）治療，疼痛無明顯好轉者）2例，占4%。

【經驗體會】本組病人採用甲氰咪胍穴位注射治療胃、十二指腸潰瘍比口服用藥治癒率高，用藥量小，療程短，顯效快。尤其令人滿意的是彌補了口服藥遠期效果差、易復發及長期用藥的副作用之不足，適宜廣泛應用於臨床。

⓬ 苗春達，〈穴注、口服甲氰米胍對胃、十二指腸潰瘍療效比較〉，《中國針灸》，1990，(5)：39。

處方3 ⓭

【取穴】第一組：脾俞、胃俞；第二組：肝俞、內關、中脘、關元。無反酸症狀者加足三里，反酸者去足三里，加梁丘。

【藥物】人胎盤組織液12ml，維生素B12 2ml。

【適應症】多發性消化道潰瘍，胃炎症見上腹疼痛不適，反覆發作，噯氣乏力。

【用藥方法】兩種藥物混合者，每日選一組穴位，兩組交替使用。常規消毒，每穴注射藥物3ml，注射時針頭上下提插，有酸沉感時注射藥物，每日1次，10天為1療程，每療程間隔7天。

【臨床療效】治療863例，其中治癒604例；好轉193例；顯效54例；無效12例。有效率98.6%。

【經驗體會】筆者運用穴位藥物注射療法，治療胃脘痛收到滿意療效。因脾俞、胃俞、肝俞3穴為背俞穴，「俞主內腑」，具有疏肝健脾，和胃降逆之功能。中脘，胃之募穴，主治胃腑諸疾；內關，屬手厥陰經之絡穴，以和胃降逆；關元，任脈與足三陰經交會穴，能壯元陽而補中氣；足三里，陽明胃經之合穴，善治臟腑之疾；梁丘，足陽明經之郄穴，療胃疾解痙鎮痛甚速。加之人胎盤組織液合維生素B12穴位注射，增強俞穴調理功能，又能增強機體免疫機能，故療效滿意。

五、穴位埋線

處方1 ⓮

【選穴】第一組穴：中脘、上脘、梁門（雙）、胃俞（雙）、脾俞（雙）；第二組穴：足三里（雙）、上巨虛（雙）、背部放射痛點。

⓭ 周國芳，〈穴位注射治療胃脘痛療效觀察〉，《新中醫》，1994年，(2)：33。

⓮ 邵鳳梅，〈穴位埋藏羊腸線治療胃、十二指腸潰瘍病500例療效觀察〉，《中國針灸》，1992，(5)：1。

【器械材料】 持針器一把，蚊氏鉗一把，剪刀一把，20ml注射器一具，7號針頭一個，大號三角皮針一個，2～3號鉻製羊腸線適量，1%利多卡因20ml，紗布4塊。

【操作方法】 選準穴位後皮膚常規消毒，1%利多卡因穴位局部麻醉，將2～3號鉻製羊腸線（體瘦用2號、體胖用3號）穿於三角縫合針上，自中脘穴進針，穿過皮下組織及肌層於上脘穴出針，剪斷腸線埋於皮下。用同樣方法再從左梁門透右梁門，胃俞透脾俞。蓋上無菌敷料5～7天。

大多數患者（占83%）用第一組穴1次治癒，少數患者2～3次治癒，需間隔時間3個月。在進行第2次治療時，若羊腸線已完全吸收，可取原穴埋藏；若未完全吸收可選用第二組穴位，足三里（雙）透上巨虛（雙）及背部放射痛點，方法同上。

【適應症】 胃、十二指腸潰瘍病。

【臨床療效】 治療半年，在隨訪的488例中，其中痊癒（臨床症狀消失，體質及勞動力恢復，食慾恢復正常，體重增加；上消化道鋇透龕影消失或纖維胃鏡檢查潰瘍癒合）368例，占73.6%；好轉（臨床症狀明顯改善，體質及勞動力基本恢復，食慾增加；上消化道鋇透龕影消失但有壓痛，或纖維胃鏡檢查潰瘍面基本癒合但表面充血）120例，占24%；無效（臨床症狀無改善，上消化道鋇透，或纖維胃鏡檢查無變化）12例，占2.4%。總有效率97.6%。

【經驗體會】 目前，用藥物治療胃、十二指腸潰瘍病效果不佳，或短期療效尚可，但復發率高。採用羊腸線穴位埋藏效果為滿意，近期及遠期療效較顯著，遠期療效更為明顯。該療法用羊腸線代替銀針能延長對經絡穴位的刺激時間，以起到穴位刺激的續效作用。腸線在穴位內慢慢軟化、分解、吸收，對穴位產生一種柔和而持久的刺激，刺激資訊和能量通過經絡傳入體內，以達「疏其血氣，令其條達」的目的。所取穴位相配有調補脾氣、通降胃氣之功，使中氣得振，驅邪扶正，止痛解痙，調整陰陽，疏通經絡，調和氣血，增加機體的自身抗病能力。通過臨床實踐，筆者體會到，治療中應注意以下幾點：①取穴要準，腸線必需埋至肌層，但切勿穿透腹膜，以免刺傷內臟；②應隨針的弧形進針出針，腸線兩端勿露於皮外；③術後忌食酸、辣、涼、甜等刺激食物3個月；④孕婦不宜使用。

處方2 ⓯

【取穴】中脘、胃俞透脾俞（雙）、足三里（雙）。

【操作方法】穴位皮膚常規消毒，鋪無菌洞巾，用2%普魯卡因作皮內浸潤麻醉，不銹鋼三角彎針穿過選好羊腸線，左手抓起皮膚，右手持針在原定部位通過穴底穿過出針，剪斷腸線埋於肌層，蓋無菌敷料，用膠布固定3～5天。

【適應症】胃及十二指腸潰瘍。

【臨床療效】治療105例，其中痊癒（臨床症狀、體徵消失，體質及勞動力恢復，食慾恢復正常，上消化道鋇透龕影消失）76例，占72%；好轉（臨床症狀、體徵明顯改善，全身健康狀況明顯好轉，食慾增加，上消化道鋇透龕影消失，但有壓痛）24例，占23%；無效（臨床症狀、體徵無明顯減輕，上消化道鋇透檢查無變化）5例，占5%。總有效率95%。

【經驗體會】胃及十二指腸潰瘍屬中醫學胃脘痛範疇。發病因素較複雜，主要有飲食不節，情志失調，寒邪內犯，中陽素虛等幾個方面。對本病的治療，目前多是以藥物治療為主，效果並不理想，有的短期效果尚可，但容易復發。筆者採用羊腸線穴位埋藏療法，是以經絡學說為依據，用羊腸線代替毫針，能延長對經絡穴位刺激時間，以達到穴位刺激的續效作用。羊腸線埋入體內，逐漸軟化、液化、吸收的全過程為異

⓯ 張寶生等，〈穴位埋線治療胃及十二指腸潰瘍105例〉，《上海針灸雜誌》，1995，(4)：158。

性蛋白的刺激，類似組織療法的過程，是一種免疫調節劑，有良性雙向調整作用，調節身體有關臟腑器官功能趨於平衡。本組穴位，均為治脾胃病之要穴，中脘、足三里配脾、胃俞，具有調理脾胃，通降胃氣之功，使中氣得振，達到治癒疾病目的。

處方3 ⑯

【取穴】主穴：中脘、足三里、胃俞。配穴：氣滯加行間、肝俞；血瘀加膈俞、三陰交；胃陰不足加三陰交、太溪；脾胃虛寒加脾俞；胃熱內鬱加內庭。

【操作方法】按無菌操作進行，穴位局部用2.5%碘酒和75%酒精常規消毒，鋪無菌洞巾，利多卡因局麻。根據穴位選用適當長度（0.5～3cm）的1號醫用羊腸線，穿入12號腰穿針針孔內將針緩慢刺入穴位，達到所需深度，待有針感時，邊退針邊將腸線推入穴內。出針後無菌紗布（或用創可貼）覆蓋，膠布固定，1週內保持局部乾淨。30天治療1次，6次為1療程。

【適應症】胃、十二指腸潰瘍。

【臨床療效】治療57例，其中痊癒（症狀完全消失，或基本消失，纖維胃鏡檢查潰瘍明顯癒合）22例；好轉（症狀明顯改善，胃鏡檢查潰瘍明顯縮小）34例；無效（症狀與體徵無改善或反加重）1例。總有效率為98.2%。

【經驗體會】胃、十二指腸潰瘍屬於中醫「胃脘痛」範疇，其病機是中氣虛弱，由於中氣不足，運化無權，氣機失調而成為氣滯，日久導致血瘀。在治療上宜調補中氣為主，活血化瘀、理氣止痛為輔。中脘為胃之募穴，足三里為胃之下合穴，二穴合用疏通胃氣、導滯止痛。胃俞與中脘屬俞募相配，以運中州；行間、肝俞以調暢氣機，協助脾胃升降；

⑯ 劉國光，〈穴位埋線治療胃、十二指腸潰瘍57例〉，《針灸臨床雜誌》，1998，(4)：50。

膈俞、三陰交以理氣行滯，活血祛瘀而暢脾胃氣機，三陰交配太溪以助津液生化之源，促精微轉化之機，滋水清熱，潤養胃陰以夭中州；脾俞以健脾益氣，溫中和胃；內庭為足陽明之滎穴，可清胃泄熱、止痛。實驗研究，針刺可調節機體的抗炎能力，減少滲出，減輕炎性變質程度，促進壞死組織的溶解吸收脫落，從而有利於加速潰瘍的修復和癒合過程。

處方4 ⑰

【取穴】主穴：中脘透巨闕、胃俞透脾俞。配穴：中氣下陷加足三里；氣滯加肝俞；血瘀加膈俞；兼泄瀉或便秘加足三里、大腸俞。

【操作方法】根據病情選定穴位後常規消毒局部皮膚，用2%利多卡因0.5 ml穴位皮下局部麻醉，用大號三角皮針及3號鉻製羊腸線從局麻點刺入皮下約0.5～1.5寸(可根據不同的穴位及病人的胖瘦而定)，穿過穴位從對側局麻點穿出，將線頭剪斷使羊腸線完全埋入皮下組織，用創可貼貼敷7天。根據病情及腸線吸收情況約5個月埋置1次。

【注意事項】長期忌酸、辣、甜類食物，忌韭菜、芹菜等難消化蔬菜，忌煙、酒、茶；不食生、冷、硬食物；飲食節制，不暴飲暴食。治療期間避免生氣與勞累。

【適應症】胃與十二指腸潰瘍。

【臨床療效】治療165例，其中治癒（症狀、體徵完全消失，X線鋇餐檢查龕影消失或纖維胃鏡檢查潰瘍癒合）155例，占93.9%；顯效（症狀、體徵顯著改善，X線鋇餐或纖維胃鏡檢查潰瘍病灶明顯縮小）7例，占4.3%；有效（症狀、體徵好轉，X線鋇餐或纖維胃鏡檢查潰瘍病灶無明顯縮小；或X線鋇餐或纖維胃鏡檢查潰瘍病灶縮小，而症狀、體徵無明顯改善）3例，占1.8%；無效（症狀、體徵無改善，X線鋇餐或纖維胃鏡檢查潰瘍病灶無變化）0例。總有效率100%。

⑰ 劉敏，〈羊腸線穴位埋藏治療胃與十二指腸潰瘍165例療效觀察〉，《中國針灸》，1999，(6)：335。

【經驗體會】羊腸線穴位埋藏治療胃與十二指腸潰瘍，是根據中醫經絡學說理論，對所選穴位進行局部羊腸線埋藏，經羊腸線對穴位長期刺激，通過經絡傳入臟腑，以調節其功能，起到健脾和胃、調和氣血的作用，從而達到癒合潰瘍的目的。本治療組均為羊腸線穴位埋藏治療1次的病例，通過與對照組比較可看出，羊腸線穴位埋藏治療胃與十二指腸潰瘍明顯優於藥物治療。該療法不僅對胃與十二指腸潰瘍病有很好的治療效果，而且對淺表性胃炎、胃下垂、萎縮性胃炎、十二指腸鬱滯等胃病疾患也有很好的療效。應強調，飲食對胃與十二指腸潰瘍的影響不可忽視。飲食不節或飲食不當，不僅影響療效，而且可加劇潰瘍，甚或誘發新的潰瘍出現。據我們對以往胃與十二指腸潰瘍病復發的病例觀察，復發者大多是因飲食不節或飲食不當所致，其次是藥物或情志等因素。因此，胃與十二指腸潰瘍等胃病患者應在飲食方面倍加注意。

六、針挑療法

處方1 [18]

【主穴】上腹部阿是穴、上脘、中脘、下脘、鳩尾、足三里、脾俞、胃俞。

【配穴】氣滯型加期門；鬱熱型加肝俞；陰虛型加三陰交；虛寒型加命門、腎俞；血瘀型加膈俞、血海。

【操作方法】挑筋法：患者依取穴部位不同而採用仰臥位或俯臥位，穴位挑點常規消毒，以2%普魯卡因在穴位挑點皮內注射後，醫者用已消毒之大號縫衣針，右手持針，橫刺表皮，翹高針尖，提高針體作左右搖擺動作，把挑起的表皮拉斷，再挑出一些稍具黏性的皮內纖維，一邊挑搖一邊旋轉針體，把纖維纏在針體上，以至把纖維拉出。挑至把針孔周

[18] 黃柳和等，〈挑筋割脂埋線療法治療胃及十二指腸潰瘍40例療效觀察〉，《中國針灸》，1999，(10)：599。

圍的纖維挑完為止，每挑1點約15～20分鐘，挑出纖維約40～60條，挑畢，創口塗上碘酊，外貼止血貼。割脂埋線法：患者取仰臥位（選足三里）或俯臥位（選胃俞），穴位常規消毒局麻鋪孔巾後，醫者用手術刀於矢狀方向切開穴位皮膚約1cm，以彎止血鉗鉗起穴位皮下脂肪如豆大，切除之，然後將準備好的無菌2號羊腸線6～8cm捆紮成小結，放入穴位皮下，切口縫合1針，酒精消毒切口，外貼無菌紗塊，7天拆線。

【適應症】胃及十二指腸潰瘍。

【療程】每次挑筋1～2個穴位挑點，每天或隔天挑筋1次，10次為1療程，第1及第2療程結束時，即分別於足三里及胃俞做割脂埋線療法1次。兩療程之間休息10天。

【臨床療效】治療40例，其中臨床治癒（上腹疼痛、噯氣、吞酸等症狀消失，胃鏡下潰瘍病灶基本癒合）29例，占72.5%；好轉（上腹疼痛、噯氣、吞酸等症狀改善，胃鏡下潰瘍病灶有所好轉）10例，占25%；無效（自覺症狀未減輕，胃鏡下潰瘍病灶無變化）1例，占2.5%。

【經驗體會】潰瘍病屬中醫學「胃脘痛」範疇，多因飲食不節、情志不調，或氣候寒冷損傷胃氣而發病。針挑療法是中醫寶貴遺產之一，挑筋療法為其最具代表性的一種。實踐證明：挑筋療法可通過對腹背等部位相應經穴挑點之皮部產生良性持久的刺激，起到健脾和胃、溫中散寒、行氣化瘀等作用，故對潰瘍病所致胃脘痛有良好的治療效果。於足三里、胃俞上割脂埋線，能對穴位皮部產生良性刺激。因所割之小脂團的修復及羊腸線的溶解、吸收有一個過程，其作用持續時間可長達3～4週之久，故於兩個挑筋療程結束時，分別在足三里及胃俞進行割脂埋線，能延續作用時間，提高療效。

七、穴位貼敷療法

處方1 ⓳

【方藥製備】製巴豆、生南星、生半夏、生烏頭各等份，共研細末，拌入自製黑膏藥中備用。

【操作方法】取中脘穴，火針點刺後拔火罐，將膏藥烘化後貼敷中脘穴。每年除陽曆6～8月外，其他時間均可進行治療。療後調攝，每5、6天換藥1次，2次為1療程。貼膏藥後局部發癢，灼熱，起泡，化膿。療程完畢，外貼生肌膏結痂而癒。治療期間忌飲酒、濃茶及食生冷不易消化食物，每次進食不宜過多，注意休息，勿使受涼。

【適應症】胃及十二指腸潰瘍。

【臨床療效】治療118例，其中治癒（胃痛消失，其他症狀基本消失，鋇餐造影龕影癒合者）62例；有效（臨床症狀明顯減輕或基本消失，鋇餐造影有明顯改善者）45例；無效（臨床症狀無變化，鋇餐造影無改變者）11例。總有效率為90.6%。107例治癒與有效病例中，疼痛平均消失時間為2天，最短者3天，最長者38天。

【經驗體會】本療法是根據中醫臟腑與體表通過經絡聯繫的理論，運用貼敷膏藥化膿的方法刺激中脘穴，而中脘穴是手太陽、足陽明、任脈之會，又為六腑之會；胃之募穴，居於胃脘部，此穴可使四經精氣通達，助胃消化水穀，溫通腑氣，升清降濁，調理中州之氣機。外貼膏藥可使藥效直達病所溫中散寒止痛，調和氣血，激發經氣的流通，增強機體的自身免疫作用和抗病修復能力，從而達到內病外治的目的。方中巴豆性味辛熱，入胃及大腸經，能去胃中寒積，外用有腐蝕作用，能使局部皮膚發炎起泡；生南星、生半夏、生烏頭有散寒止痛之功；黑膏藥能

⓳ 方理桃，〈貼敷膏藥治療胃及十二指腸潰瘍118例臨床觀察〉，《湖南中醫雜誌》，1991，(6)：13。

滲透組織，作用緩和而持久。

處方2 [20]

【方藥組成】丁香、乾薑、白芷、吳茱萸、麝香等。

【功效】溫中健脾，行氣和胃止痛。

【取穴】主穴：中脘、足三里、胃俞。配穴：虛寒證加脾俞；氣滯證加肝俞。

【操作方法】治療時用代針膏貼敷上述穴位每穴0.2ml，用紗布固定，每日1次，每次貼敷6小時後取下，10次為1療程。

【適應症】消化性潰瘍。

【臨床療效】治療33例，其中臨床痊癒（主症與次症全部消失）12例，占36.37%；顯效（主症與次症均明顯改善，或個別主症輕度改善，其他症狀全部消失）11例，占33.33%；有效（主、次症均有改善，或主症未有改善，次症全部消失）6例，占18.18%；無效（主、次症均無改善）4例，占12.12%。

【經驗體會】消化性潰瘍(PU)之為病，多屬中醫之「胃脘痛」範疇，脾胃為氣血生化之源，若寒邪客胃，飲食所傷或肝氣犯胃，日久皆可致脾胃虛寒，水濕停留，胃失和降，受納失常，氣血阻滯而發生本病。取脾胃之俞穴，胃之募穴，肝之俞穴，具有溫和健脾、行氣和胃止痛之效。加之代針膏由丁香、乾薑、白芷、吳茱萸、麝香等組成，其所含藥物多為辛味，辛以行氣，且諸藥多苦溫燥熱，具有溫中散寒，健脾除濕，通絡止痛之功。藥理實驗證明各藥物提取物均有抑制潰瘍的作用，其中麝香、乾薑能抑制胃酸分泌，促進潰瘍癒合；吳茱萸、白芷、乾薑能抑制胃的自發運動，具有解痙止痛作用；丁香酚可使胃黏液分泌顯著增加，且具有強烈的抗組織胺作用。另外，吳茱萸、丁香等均有芳香健胃作用，

[20] 梁繁榮等，〈代針膏穴敷治療消化性潰瘍臨床研究〉，《中國針灸》，2001，(1)：7。

加以麝香等藥具有促進藥物透皮吸收的作用。諸藥通過穴位和藥物作用的雙重效應，於足三里、中脘、胃俞等穴位敷貼不僅通調足陽明胃經及胃腑的氣血，而且使各藥物循經達胃腸，起到溫中健脾除濕、行氣和胃止痛之效，終使外邪得去，內邪得解，胃腑氣機通暢，和降有方，而胃痛得止。

海峽兩岸中醫學界的空前巨獻

集合北京、山東、上海、江西、成都各中醫藥大學及國立臺灣大學、元培科學技術學院多位學者共同策畫編寫

現代中醫論叢

基礎理論類：中醫基礎理論學、中醫診斷學……等

介紹中醫學理論體系的重要專業基礎和入門課程，包括中醫理論體系的形成和發展，陰陽五行、藏象、氣血津液、經絡、病因病機等重要基本學說，診察病情、辨別證候的基礎理論知識和技能，中醫診療及防治原則等。

臨床診斷類：骨刺中醫論治、中風中醫論治、男科中醫論治、腎炎中醫論治、 血液病中醫論治、胃、十二指腸潰瘍中醫論治、不孕不育症中醫論治……等

為推動中醫藥運用，造福廣大患者，分類收錄當代各病症內服、外敷、熏洗、離子導入、針灸療法之名方、驗方、有效良方，並依症狀臚列方藥組成，不僅條理層次分明、內容詳實，更便利讀者查閱應用。這些方藥和療法的系統資料，定能開擴讀者臨證思路，提高診療水準。

病案討論類：當代中醫婦科奇症精粹……等

依各類病症收錄作者留心積累之典型案例，並精選近四十年來著名中醫書刊奇症驗案效方，每類皆先論理再列治法、方藥、驗案，最後以按語注釋闡明個人觀點體會，搜羅廣泛，嚴謹而詳實。

療法應用類：夾脊穴臨床應用……等

博採各類刊物相關研究之精華，結合作者臨床運用的切身體會，進行整理歸略。除詳述各種療法治應之範圍與原則、規律與機理，闡述相關病症的病因、臨床症狀、診斷要點，並附有典型病例與臨床有效例數的報導、治療的心得體會等等，對臨床運用頗有裨益。

海峽兩岸中醫學界的空前巨獻

現代中醫論叢・臨床診斷類

男科中醫論治

北京中醫藥大學　余明哲
上海中醫藥大學　范玉櫻　編著

男科病主要指男性性功能障礙、男性不育、前列腺病、性傳播疾病以及外陰其他疾病。由於其特有的複雜性，中醫藥在臨床實踐中具有不可替代的作用。本書收錄當代醫家治療男性病經驗可靠、行之有效的方藥及其系統資料，針對男科病中的常見病、多發病，編成此書，對於男科臨床診治有相當助益。

中風中醫論治

北京中醫藥大學　余明哲
上海中醫藥大學　范玉櫻　編著

中風又稱腦卒中，是嚴重危害人類健康的常見病、多發病。其發病率、致殘率、死亡率之高，給社會、家庭、個人帶來沈重負擔。中風後存在的諸多後遺症，又嚴重影響患者生活質量和生存能力。中醫診治中風歷史悠久，特別是以《內經》理論基礎創制的諸多有效方劑，已成為中醫診治中風的主要手段。本書收錄當代醫家診治中風之名方、驗方、有效良方以及臨床效果顯著的針灸療法，並提供系統資料。

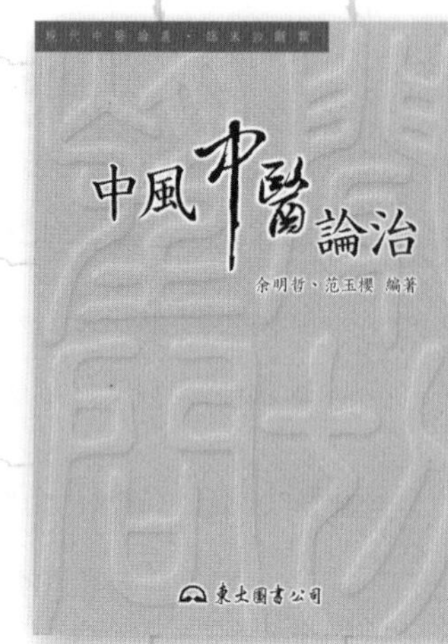

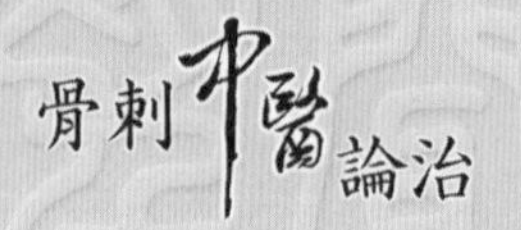

骨刺中醫論治

北京中醫藥大學　余明哲
上海中醫藥大學　范玉櫻　編著

骨刺又稱骨質增生、骨贅、增生性關節炎，為現代常見疾病之一。患者多為中老年人，症情頑固，纏綿難癒，給病患帶來很大的精神痛苦。在治療上，中醫從整體觀念出發，不僅重視病因、證候表現，更重視其病變部位，以取得較好的療效。本書收錄當代中醫診治骨刺之名方、驗方、有效良方，包括內服、外敷、熏洗、離子導入、針灸療法等，並提供系統資料，希望對相關醫務工作者臨證有所助益。

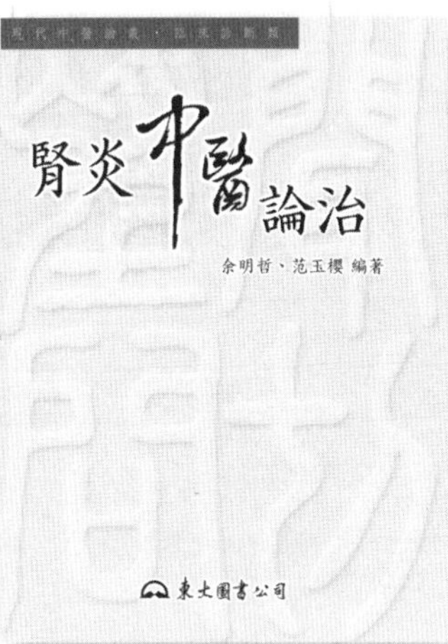

腎炎中醫論治

北京中醫藥大學　余明哲
上海中醫藥大學　范玉櫻　編著

急、慢性腎小球腎炎是危害人們身體健康的常見病、多發病，其臨床治癒率、緩解率低，給患者帶來極大痛苦，甚至危及生命。中醫工作者採用辨證論治觀點，對急、慢性腎小球腎炎進行多方深入的探討，取得了顯著的療效。本書收集當代醫家診治腎炎之名方、驗方、有效良方以及臨床效果顯著的中醫藥療法；並提供系統資料，彙編成書，供從事腎炎之臨床、科研同道參考、借鑒。

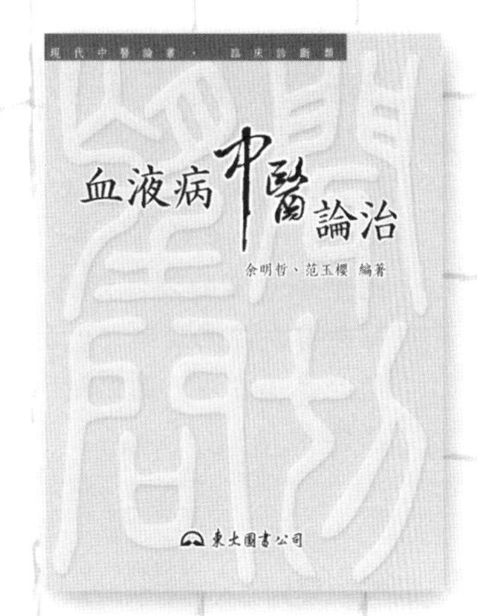

血液病中醫論治

北京中醫藥大學　余明哲
上海中醫藥大學　范玉櫻　編著

血液病為現代人重大疾病之一，凡原發於造血系統和主要累及造血系統的疾病，都為其範疇。中醫本「辨證求因、審因論治」之理論，積累了豐富的經驗，尤其在緩解西藥治療的毒副作用方面，發揮不可替代的作用。本書收集當代中醫醫家診治常見血液病之名方、驗方、有效良方百餘種，依症狀臚列方藥組成，條理層次分明、內容詳實，更便利讀者查閱應用，定能開擴讀者臨證思路，提高診療水準。

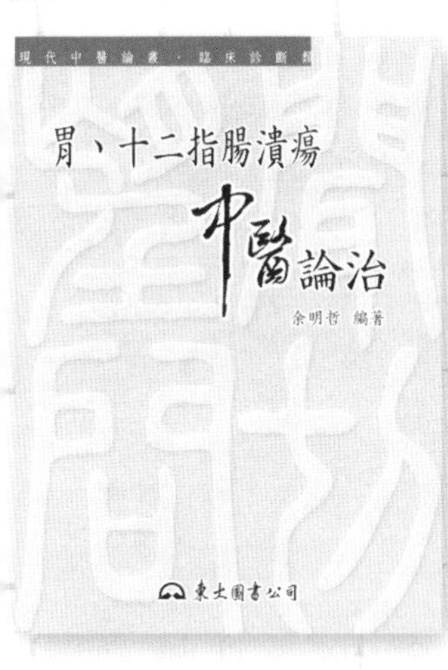

胃、十二指腸潰瘍中醫論治

北京中醫藥大學　余明哲／編著

消化性潰瘍是臨床常見病、多發病，可發生於任何年齡並長達數年之久；如防治不當，將引起嚴重的併發症，因此引起高度重視。近二十年來，中醫在消化性潰瘍的理論研究和臨床實踐，取得了豐富的經驗，研製出數量可觀且療效滿意的中醫方藥。為進一步推動中醫藥在消化性潰瘍治療上的運用，本書收集當代醫家診治消化性潰瘍之名方、驗方、有效良方以及臨床效果顯著的中醫外治療法，以「廣泛收集，精心篩選；名方之中，擇其高效；效方之中，取其優良」的原則編成。

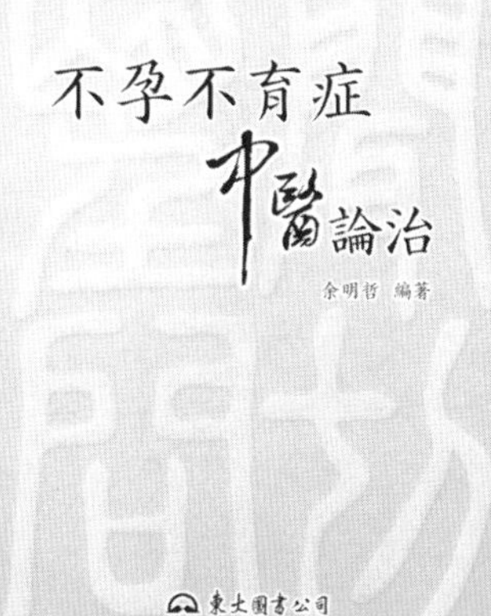

不孕不育症中醫論治

北京中醫藥大學　余明哲／編著

中華民族是重視子嗣傳承的民族，正因如此，不育症自古便受到多方關注，病家以患此為大辱，醫家以治此為奇能。有關中醫學對不育症的認識，在長期的臨床實踐中，積累了豐富的經驗，創制許多著名成方。為了進一步推動中醫藥在不育症治療上的運用，本書收集近二十多年來當代醫家診治不育症之名方、驗方、有效良方以及臨床效果顯著的針灸療法，提供這些方藥和療法的系統資料，希望對廣大中醫工作者臨床有所裨益。

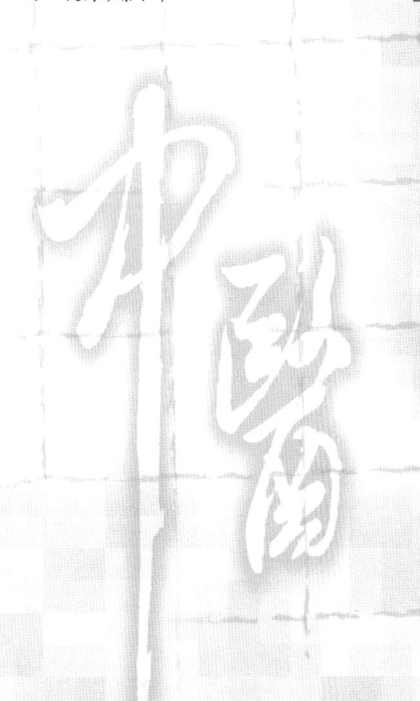

佛法與醫學　川田洋一／著　許洋主／譯

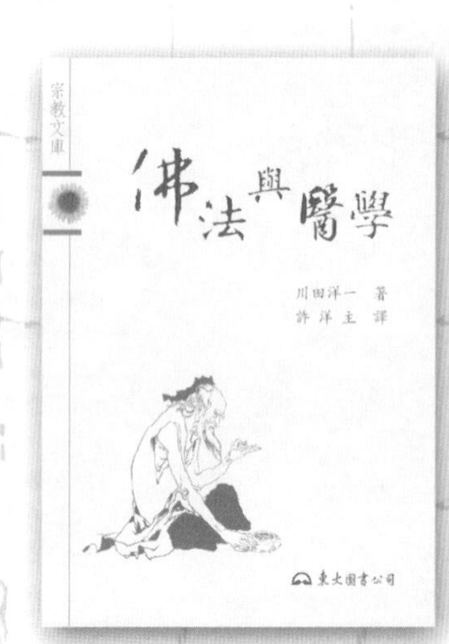

醫生通常可以告訴你生了什麼病，卻無法確切地告訴你為什麼會生病；「人為什麼會生病」這個問題，似乎牽涉到生命意識的深層結構。本書由世尊的覺悟內容做為起點，有系統地論述身體與宇宙韻律的關係，並詳細介紹佛門的醫療方法，為你斷除無明煩惱，體現健康喜悅的生命韻律。

本書收錄於東大圖書出版・宗教文庫

壽而康講座　胡佩鏘／著

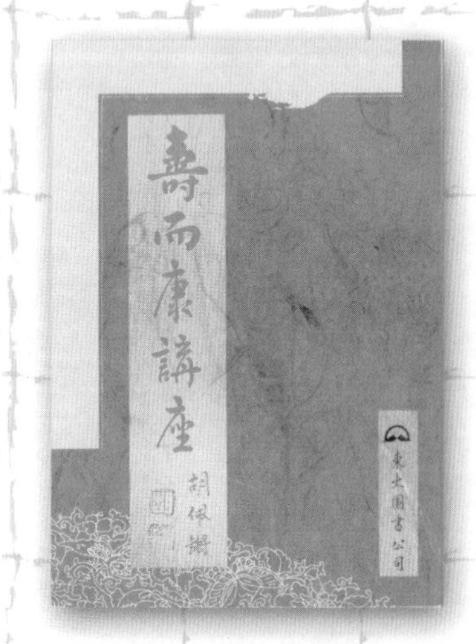

無論立德立名也好，創造事業也好，提高生活品質也好，消遣娛樂打發時間也好，總是需要有健康的精神與健全的身體。如何攝生頤養、預防老病侵尋，如何對症下藥，乃是人生必備之基本健康常識。且看本書教您如何既壽且康，享受人生，使生命更有價值、生活更有意義。

本書收錄於東大圖書出版・滄海叢刊

疾病終結者——中國早期的道教醫學　林富士／著

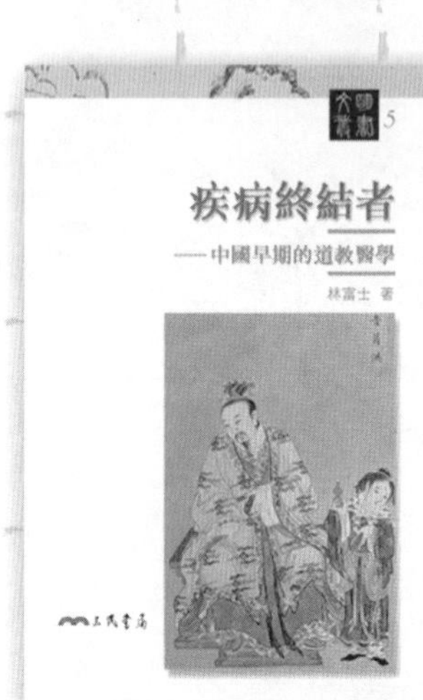

醫療與宗教糾葛不清、以醫療佈教的境況，其來以久；而「道醫」的出現，更將中國醫學帶入一個新的階段，也帶給漢人社會深遠的影響。金爐煉丹，煉出了孫悟空的火眼金睛，也創造了中國傳統社會特有的道教醫理。從修身道士到救世良醫，從煉丹養生到治病救疾，從調和陰陽的房中術到長生不死、羽化升仙的追求，道教醫學看似神秘，卻是中國人疾病觀與身體觀的重要根源。

本書收錄於三民書局出版・文明叢書